本书出版得到"未来药物"科幻作品征集活动（项目编号：tdssqmkxszxd2018-14）资助

未来药物

关于人类生命与健康的奇思妙想

中国药学会　编

U0383900

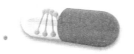

中国科学技术出版社

·北　京·

图书在版编目（CIP）数据

未来药物 / 中国药学会编 . —北京：中国科学技术
出版社，2019.11

ISBN 978-7-5046-8412-7

I.①未… Ⅱ.①中… Ⅲ.①药物－普及读物 Ⅳ.
①R98-49

中国版本图书馆 CIP 数据核字（2019）第 228132 号

策划编辑	杨虚杰	
责任编辑	王绍昱	
封面设计	北京中科星河文化传媒有限公司	
正文设计	中文天地	
责任校对	焦　宁	
责任印制	马宇晨	

出　　版	中国科学技术出版社	
发　　行	中国科学技术出版社有限公司发行部	
地　　址	北京市海淀区中关村南大街 16 号	
邮　　编	100081	
发行电话	010-62173865	
传　　真	010-62173081	
网　　址	http://www.cspbooks.com.cn	

开　　本	880mm×1230mm　1/32	
字　　数	146 千字	
印　　张	6.625	
版　　次	2019 年 11 月第 1 版	
印　　次	2019 年 11 月第 1 次印刷	
印　　刷	北京华联印刷有限公司	
书　　号	ISBN 978-7-5046-8412-7 / R·2460	
定　　价	52.00 元	

《未来药物》编委会

前言

　　习近平总书记指出："科技创新、科学普及是实现创新发展的两翼，要把科学普及放在与科技创新同等重要的位置。"科幻作品是很好的科学教育载体。根据《中国科协科普部关于组织实施科幻活动组织实施等 3 个申报评审项目的通知》（科协普函传字〔2018〕39 号）精神，为了激发青年医务工作者和青少年的科幻热情、传播科幻理念、培育科幻兴趣、挖掘科幻创意，中国药学会联合首都医科大学宣武医院承担了"未来药物"科幻作品征集活动（以下简称"项目"），于 2018 年 9 月至 11 月，在全国范围内开展了以"未来药物"为主题的科幻作品征集活动。

　　在各地方药学会、医疗机构和高等院校的积极组织下，在广大青年药师和大学生的积极参与下，项目共征集到来自 12 个省、自治区、直辖市的"未来药物"科幻作品 129 篇，其中来自 17 家医院的专业组作品 39 篇，来自 7 所高校的业余组作品 90 篇。按照项目要求，经过专家评审，共评选出专业组和业余组获奖作品一等奖各 1 篇、二等奖各 3 篇、三等奖各 6 篇，及优秀奖作品 109 篇。

　　本文集收录了《"未来药物"科幻作品征集活动》的优秀征文

20篇，展现了全国医务工作者和高校学生在专业领域广泛宣传有关药物的科学知识与人文情怀，促进了公众科学素质的提升。在这些科幻作品中，神奇的药物一直都是作者们探讨的对象和读者惊叹的奇迹。虽然在现实世界中，目前的药品远不能解决人类的全部健康问题；但是在科幻作品中，作者们却热衷于发明那些神秘奇幻的药物，以满足人类对驱逐疫病、健康长寿的向往，同时也引导着药学家们的创想，去发明在今天看来还不可能实现的药物。

我们邀请了药学和科普科幻两个领域的专家，从科幻创作及药学专业角度，按照语言流畅、富于文采、想象力丰富、符合科学逻辑等标准对作品进行了点评。

"志之所趋，无远弗届，穷山距海，不能限也。志之所向，无坚不入，锐兵精甲，不能御也。"身处在这样一个新时代，我们铭记着那份为人民健康服务的初心，以奋斗成就人生之华，共同汇聚成一支浩荡前行的队伍。

本书编委会
2019 年 8 月

目录

生命的礼赞

崔哲

延边大学附属医院药学部

"各位游客，欢迎大家参观纽约大都会艺术博物馆，大家知道，这里有两尊镇馆之宝，就是那两尊名叫'密斯'的雕像，他们在公元2100年从奥赛迁到了大都会，那些小时候见过这两尊雕像的人，都说，几十年过去了，再看那两尊雕像，他们好像要拥抱在一起，这两尊雕像来自中国……"

2350年的冬天，我带着我的妻子真希去美国度假，工作太辛苦，还是要放松一些。真希爱看人文和艺术，我们刚结婚的时候一起来看过那两尊叫"密斯"的雕像，时间飞逝，若白驹过隙。这个年代简直非常繁荣昌盛，所有的东西都唾手可得，唯一缺少的就是时间，人们相爱的方式，更多的是为对方赚取时间。工作就是这样，我的工作，所有人的工作，都是在赚取时间。时间过得飞快，总会有一天，我们停摆，然后爱我们的人会用赚取的时间来拯救我们，然后我们互相拯救。据说300年前有一次地球大震荡。然后，似乎一切都停在了时间轴的某个点，接着，时间便飞速地流逝，人们快速地衰老，快速地新生，似乎一切都不能再用更迭或替换来描述，更谈不上什么洞察和觉知。今天还是这个速度，因为，我明天就要满脸皱纹了，但是真希爱我，她昨天也还是满脸皱纹，是我用我赚的时间换来了她今天的美丽容颜。

这座大都会博物馆，始终没有什么变化，这世界变化最快的就是人的样子，而一切物化在外的东西，论及功能和价值似乎都没有改变。真希静静地凝望了那两尊雕像很久，可是我是真没有耐心去看，也不想再思考什么了，既然是放松和度假，就索性愉快点。但无聊得很，我只好索性站在真希身后，陪她一起凝望雕像，我似乎能听到时间从耳边飞驰而过。

按照历史的记载，以前的车马很慢。人们传递物品，用车马、信鸽，后来用快递，有人开着笨重的面包车，或者是那种大卡车，或者借助叫作铁路或飞机的东西，运送物品。不像今天，一切都是快节奏的，通过传送门，可以立即把东西传递到任何人的手上。我们想去任何地方，也是靠传送门，就是那种古人们在他们所谓科幻作品里描述的东西。如今，空间的维度被无限地打开，什么都轻而易举。

我的思维飞速地转动着，想到这些，不过几千万分之一微秒的时间。我刚停顿下来，真希忽然转过头，吃惊的表情吓了我一跳，她惊讶的表情似乎可以说明一切，"这两尊雕像是要拥抱在一起，我看出来了，跟上次真的不一样，他们也许真的是情侣，你相信吗？"

我的观察力不及她，我对艺术本来就不感兴趣，最多喜欢历史，也是随便翻翻，"我相信"，我很不屑，爱情在这个时间飞速流淌的时代，已经不容许再停下来思考和享受了，拥抱的同时，容颜在老去，脏器也都在衰老。我不想去想，借故离开一会儿在门外吸烟，等真希出来就一起去吃饭，然后回去休息，明天又要为了赚取时间而努力工作。

许久，她都没有出来，于是我走进去叫她，真是磨蹭，破雕像有什么好看的，我不耐烦地走回博物馆里，却哪里都没有她的影子，那两尊雕像还是那样摆在那里，可是，她人呢？

我到处都找不到她，很着急，一方面我担心她会迅速地衰老，甚至终止生命，而我找不到她，也意味着我无法挽救她，她去了哪里？

我报警了，虽然警察看起来很老的样子，我还是相信他，今天的工作似乎能为他赢取足够维系他明天生命的时间。我描述了真希的样子和穿着，他忽然无奈并且冷笑着告诉我，看过那两尊雕像的人，最近有好几个都失踪了，他们在失踪前都说过，"那两尊雕像是情侣，要拥抱在一起"。我的天啊，真是太诡异了，这雕像是什么来路，真该死，应该把他们送回到他们的时代，别在这出现！

傍晚，华盛顿，真希回来了。真是莫名其妙，她怎么去了华盛顿，自己一个人启动传送门出去溜达也不告诉我一声。

警察把她送回来，让我奇怪的是，还有几个陌生男女也跟她一起回来了。据说都是失踪的人，他们见到了来寻找他们的亲人，但什么都没说。真希也什么都没说，只说了一句希望我们一直在一起，也许她怕极了。很快，我们借助传送门回到了家里，家里很温暖。北半球的冬天冷得让人受不了，政府总是说要改善天气，让一年四季恒温，但一直迟迟没有行动。外面差不多只有10度了，不过这已是最冷的温度，听说以前会到零下四五十度。

吃过饭，真希坐在我的身边，始终没有缓过神来，她忽然说，

"我看见了雕像真实的样子，在中国，他们是一对情侣，你知道吗？时间过得太慢了，那里……"，"我找到了延长时间的办法，是他们告诉我的，雕像是两个人，一男一女，参与了延长生命和时间的药物的研发……"，"我不该跟你说，我只是想说，他们是相爱的，我看到了时间的轨迹……"

我只当真希是受到了惊吓，语无伦次，我说："明天别去工作了，我赚的时间足够我们两个维持好几天了，你好好休息一下吧。"

真希哭了，我能看到真希真实的存在，可是我看不到她曾经看到的东西，我没法跟她交流，我不知道该说什么。

第二天，我下班回家，带着我工作换回来的时间，今天真希该变得很老了，可是我回到家，她竟然还是昨天那个样子，花容月貌，非常漂亮，"还有心情使用神奇化妆术吗？"我嘀咕着。

真希状态好多了，我忍不住问她怎么没有变老，她迟疑了很久，掏出一个瓶子，我没多想，打开了瓶子，里面就是她昨天提到的所谓解药。"是他们给我的，那个拥有大量时间的年代，你知道吗？地球的震荡是因为他们研发了能延缓时间的解药。其实，时间只是人的感受，他们选择性地将一部分起辅助功能的细胞的生长停滞了，只有一部分起主要作用的细胞群发挥作用维持生命，而其实那个年代时间本来就很慢，他们又进一步拉长了时间轴，你明白吗？他们告诉我，这原本是为了治疗肿瘤的药物，可以让肿瘤细胞在最初的分裂阶段停止生长。然而，如果应用到正常细胞中去，并且按照他们的技术，选择性地暂停某些次要功能的正常细胞的生长，就可以让人的寿命延长几倍，几十倍……还有，就是那对相爱的情侣，他们不是雕像，他们是活生生的人，他们在他们的时间轴里生活着，是我们太快了，所以看起来他们是停滞的。他们是情侣，他们不是雕像，真的，我看到了，我看到了真的爱情……"
"你陪着我，光阴是猛兽，是洪水，我们会老去，你陪着我，即使仅仅是虚度时光……"真希忽然激动起来，哭的不像样子。

我惊呆了，真希说的是真的吗？按照古人的理论，光速下时间停滞，生命停止，真希穿越了？她看到了时间本来的样子？她可以不用再像这个时代的人类一样，为了赚取时间拼命地工作？是造物弄人吗？我大声喊着"真希，你能不能理智一点，你在说梦话吗？"她哭了，她拼命地摇头，不知所措。

最终，我还是选择了相信真希，跟她相守到生命的终点。

公元 2351 年的春天，我们用光了所有的解药，一起衰老，走向了生命的尽头。

事实上，我和真希真实地来到了我们的目的地——"古老"的中国，也就是雕像的所在地，中国北方的那座美丽的小城。据说，那对所谓的"雕像"情侣，老了的时候，在一起了！

点 评

情节跌宕起伏，人物形象真切感人，想象力奇特，如天马行空，语言细腻，不仅是一篇很好的科幻小说，剔除科幻成分后依然十分感人。

（本篇荣获专业组一等奖）

666

谢铮铮

首都医科大学附属北京世纪坛医院

"今天是 2018 年 11 月 15 日农历十月初八,欢迎收听早间新闻,新一代抗生素超抗霉素在美国上市,它可治疗对万古霉素利奈唑胺多重耐药的肠球菌(VLRE)所引起的严重感染,从而大大降低这次在美国多个州医院暴发多重耐药菌的感染疫情,有关专家指出,目前细菌的进化速度加快,预防耐药菌的出现,最重要的还是合理使用抗生素,减少抗生素的使用,防止耐药菌的出现……"

D 城的清晨,S 医院的临床药师赵返璞关上了车上的收音机,锁好车,进入了办公室,"过不久(VLRE)说不定在我国也得出现了,现在的细菌进化速度真是道高一尺魔高一丈。"他拿着公文包,边走边和早已到办公室的同事们念叨着今早听到的新闻。

赵返璞工作还如往常一样,从早八点开始,跟随主任医师查房,为患者的药物治疗提出自己的建议,对几个患者进行出院用药教育。

去临床部的路上,阶梯教室里传来了临床医学专业理论授课的声音:"免疫是人体的一种生理功能,人体依靠这种功能识别'自己'和'非己'成分,从而破坏和排斥进入人体的抗原物质(如病菌等),或人体本身所产生的损伤细胞和肿瘤细胞等,以维持人体的健康,抵抗或防止微生物或寄生物的感染或其他所不希望的生物侵入的状态。"

这时赵返璞的手机响了,"赵药师吗?我们是 ICU 病房,我们有一支哌拉西林感觉有点问题,麻烦您过来看一下。"作为主管用药安全的药师,赵返璞每周都要接到不少这样的电话,来到 ICU 病房后,护士正着急的拿着一支已经开封的哌拉西林对赵返璞说:"你看刚给患者做个皮试,患者就全身有反应了,已经是肺炎严重感染昏迷多天的 80 岁老人,突然坐了起来,精神矍铄,自己拔掉了氧气管,说感觉特别好,要出院回家,护士给患者复测了体温,本来打了十几瓶抗生素都解决不了感染问题,体温一直居高不下,现在一下恢复到了 36.5℃。不会这么灵吧,ICU 的护士盯着手中的安瓿,我只刚刚皮下注射了 0.01% 原液浓度的皮试液,0.1ml 就有这么大反应。""急查各项血常规,血生化",病房主任立刻指示给患者做全面检查。

下午检查结果出来了,患者白细胞、中心粒细胞等各项感染指标都恢复了正常,说明体内的感染已经完全消失,医生们一头雾水,难道是那 0.01% 的皮试液治好了感染。"感觉全好了,我要出院,我要出院。"患者李老爷子已经脱了病号服,穿上了自己的衣服,家属们被叫进了病房,看着病危的亲人突然自己好了,除了喜出望外,更有一份诧异。"还是请药剂科的药师帮我们回去检查一下这瓶药品吧。"ICU 的主任对赵返璞说。回到药剂科后,赵返璞立刻找到了自己药检室的同事,首先对这瓶哌拉西林做鉴别试验,发

现其根本就不是 β - 内酰胺类药物，也就是说根本不是药瓶标示的哌拉西林注射液。

赵返璞在电子显微镜下发现这是一种含有质粒的溶液，通过中心试验室的 PCR、酶切等检测方法，发现这是一种带有基因编码的质粒 DNA，所谓质粒，就是存在于许多细菌以及酵母菌等生物中，是细胞染色体外能够自主复制的双螺旋结构 DNA 分子，更具体说，应该是一种含有编码抗原基因的真核表达质粒 DNA。

"根据结构式分析，这应该是一种 DNA 疫苗，是一种带有双螺旋结构 DNA 分子的 DNA 疫苗，从现在的报道来看，DNA 疫苗有治疗作用，但是我院从来没有进过这种 DNA 疫苗啊。"赵返璞看着分析报告一头雾水的说，"DNA 治疗性疫苗目前基本还处于研究状态，上市的药品很少，怎么会在医院出现这种疫苗呢？"

通过对意外使用该种疫苗的 ICU 患者进一步检查发现，该患者的体液免疫和细胞免疫能力都大幅度提高，特别是在体内起细胞免疫作用的 T 细胞，产生了从未有过的活力，CD4$^+$ 和 CD8$^+$ 的值都大幅度提高，T 淋巴细胞（T lymphocyte）简称 T 细胞，是由来源于骨髓的淋巴干细胞，在胸腺中分化、发育成熟后，通过淋巴和血液循环而分布到全身的免疫器官和组织中发挥免疫功能，参与细胞免疫的 T 细胞主要是 Th（CD4$^+$）细胞和 Tc（CD8$^+$）细胞，CD4$^+$ 和 CD8$^+$ 值的高低代表着患者免疫力的强弱。例如，HIV 病毒主要攻击的就是 Th 和 Tc 细胞，因此使人体失去免疫力，很多 HIV 病毒携带者 CD4$^+$、CD8$^+$ 的值都大幅下降，晚期艾滋病患者 CD4$^+$、CD8$^+$ 值会降为极低，体内的 T 细胞基本失去了免疫功能，从而使艾滋病患者死于感染、肿瘤等各种免疫力低下造成的疾病。这样也就是 HIV（Human Immunodeficiency Virus）人类免疫缺陷病毒，以及艾滋病（Acquired Immune Deficiency Syndrome，AIDS）获得性免疫缺乏综合征，名字的来历。

赵返璞立刻将这个病例和特殊疫苗的情况报告了药剂科主任，之后又报告了院长，消息很快传到了上级，国家疾病预防控制中心、药品安全局，以及联合调查局立刻组成了调查小组，邀请了多位医学专家、分子生物学家、药学专家开展了联合调查。

同时在 S 医院药师和医生的共同努力下，该患者的病例报告，发表在《新英格兰医学》杂志上，立刻引起了世界医学界的轰动。专家们立刻开展了对这种未知疫苗的研究，并且向世界卫生组织进行了报告，一个星期内，来自美国、日本、澳大利亚以及欧洲的顶尖科学家汇聚于 D 城。

经过将近一个月的研究，中国药物科学研究院的科学家将这个不明药物发现的研究调查结果发布在国际顶尖自然学杂志 Nature 上，调查结果指出，这种在 S 医院发现的不明药物液体，为一个具有超大链条状结构的质粒 DNA，共有超过 8600 万个碱基对的，与现有的环装 DNA 疫苗不同，它是由几万个环装 DNA 编制而成的链条状质粒，从这个疫苗的 DNA 结构总体来看，就像 3 个连起来的数字"666"，因此专家们将疫苗命名为"666"，在现有的科学技术条件下还无法研制出这样的 DNA 疫苗。但科学家们发现，通过现有的疫苗生产技术，使用该种不明疫苗的原液，已经可以通过转化细菌扩增技术生产该种疫苗。第一批 666 疫苗的复制品已经完成，通过检测与原液成分一致。

首批复制疫苗样品正开展多种动物试验，研究领域主要在感染性疾病：常见的呼吸、消化、泌尿系统感染，耐药菌感染，败血症，以及炭疽、鼠疫、霍乱等甲类传染病。经过研究发现，原有的感染性疾病，人体正常的细胞免疫如白细胞，体液免疫如 B 细胞并不能完全杀灭致病菌；T 细胞虽然可以产生颗粒酶 B 来攻击被感染的细胞，但其作用也很有限。但经 666 疫苗刺激后，T 细胞可大量产生颗粒酶 B，迅速杀灭致病菌，并且致病菌无法对其产生耐药性。

进一步的研究发现，666 可以通过激活人体自身的 T 细胞，使其具备比以往更强的细胞毒性作用，轻松杀灭鳞状细胞癌、腺状细胞癌、浆液细胞癌、透明质细胞癌等一系列肿瘤细胞，而且肿瘤无法对其产生耐药和免疫逃逸，肿瘤以往都可以释放出 T 细胞表面的死亡程序蛋白信号，从而使 T 细胞死亡（抑制这种机制的药物，就是最近大火的 PD-1），而经 666 疫苗刺激后产生的 T 细胞，本身就没有死亡程序蛋白，因此肿瘤对其束手无策，迅速被其杀死。

"神秘疫苗可能成为拯救人类健康的良药"，"疫苗研究组发现666 结构疫苗可治疗多严重疾病"，"666 疫苗从何而来？"，"我不是药神，谁是药神？中国出现神奇疫苗 666"，各大报纸和新媒体平台都纷纷报道该项重大研究发现。

"科学家的这一波操作真是 666 啊"，"爸爸妈妈再也不用担心我的身体了 666"，"真的有药神 666"网友们在网络新闻底下纷纷评论。

人们不知道 666 疫苗从何而来，也没有人考虑过为什么它会突然出现在中国的一家普通的三甲医院，也没人想过它到底会带给人类怎样的结局，是否有一些未知的不良反应……人们都沉浸在对长命百岁甚至永生不死的狂欢和喜悦中。

666 进入了临床药物快速审批通道，经过一年多的 I、II、III 期临床试验，疫苗 666 被世界多国审批通过，迅速投向了临床使用。重症感染、恶性肿瘤、HIV 感染、肝炎、肺结核等所有的感染性疾病和癌症都可使用 666 进行治疗。科学家们的进一步研究还发现，666 刺激产生的 T 细胞不但有强大的免疫功能，并且具有神奇的修复功能，对一些慢性病，如哮喘、冠心病、高血压等都取得了神奇的疗效，哮喘患者气道慢性无菌性炎症，经过疫苗的修复可以使气道细胞新生，哮喘在 1 周内可以根治。高血压患者全身紧张、收缩、变窄的血管，经过 666 疫苗的治疗，在 3 周内可以恢复和年轻人一样的弹性，血压迅速的恢复正常。

3 年后，666 已经被广泛应用于肿瘤、耐药菌感染、免疫系统疾病，成为众多疾病的一线治疗药物。甚至在实验研究中，其对于炭疽杆菌、鼠疫耶尔森氏菌、大肠杆菌 O157 等细菌战微生物都有强大的杀灭作用。目前相关研究结果已经呈报军委，如未来发生细菌战，可考虑给战士接种 666 疫苗。

666 疫苗出现的第四年，其被世界卫生组织用于非洲艾滋病高发地区的临床试验，在研究中发现，原本艾滋病患者最为主要的 CD4+ 和 CD6+ 两项指标大幅度提高，很多患者都出现了 HIV 感染痊愈的迹象，HIV 核酸定量结果（病毒载量）都接近于 0。

为了能够快速注射疫苗，制药企业制作了疫苗注射枪，利用高压气体加速，将包裹了疫苗的球状金粉或者钨粉颗粒，直接通过气压射入接种者的肌肉组织，使接种速度大幅的提高。起初疫苗仅限于住院重症患者使用，但后来由于某些国家的药厂为了获取暴利，擅自扩大了其适应证，推荐健康人群也进行接种，人们健康长寿的愿望在一剂剂疫苗的接种下正在美梦成真。

2023 年，千湖证券北京营业厅的大屏幕上，股市一片飘红，上证指数已经突破了 1 万点。几家投入批量生产 666 疫苗的生物制药企业，股票在近半年内飙涨了近 10 倍。在 666 疫苗全球投产后的一年，全球经济出现了前所未有的快速增长，由于疫苗可以大幅改善人类健康，治疗多种疾病，人类的预期寿命已经从平均 70 岁，修正为 120 岁。各国政府不需再将大量 GDP 用于支付医保，因此民众的其他社会福利和工资待遇都大幅提高，消费升级成为社会的主流。由于寿命预期的增长，全国人口的数量预期将呈持续增长态势，居民住房又再次成为稀缺商品，多地房价出现了大幅增长。同时国际原油、钢铁、大豆等期货都出现了持续飙涨，国内成品油价格也再次突破了 10 元的大关。

美国圣三一教堂，教堂正门外的一组石雕正吸引着人们驻足观看，炽天使手拿长矛正要刺进一个头顶山羊角、血口獠牙、背生双翅的恶魔——撒旦的胸口，而撒旦的头上正印着数字"666"。圣殿中教父正在诵读着《新约圣经》的最后一章《启示录》："在这里有智慧。凡有聪明的、可以算计兽的数目。因为这是人的数目、他的数目是六百六十六。""666"这个数字在西方并不是一个吉利的数字，恶魔撒旦的标志数字就是"666"。

北京市某三甲医院的病床上，一个刚刚偏远从山区，因肺癌晚期来到北京治疗的患者，护士正将一支 666 疫苗注射到其体内，"放心吧，注射一针，观察一周后，你就可以痊愈出院了。"患者激动地流下了眼泪，没想到真是赶上了好机遇，用上了疫苗，但谁都没有察觉患者身边朋友刚刚送来的鲜花却枯萎了。

下午护士查房的时候，发现患者床头的鲜花枯萎了，而且病房窗台外的一盆君子兰也耷拉下了叶子，变得好像得了病似的。"哟，这花和君子兰得什么病了，怎么都蔫了。"

2023 年春夏交接之际，世界各地都出现了城市绿化植物叶子的黄变，城市绿化的大树、草地、绿植都出现了严重的枯萎。本应该绿意盎然的城市，一下如同萧条的鬼城，世界各地的城市人看着这诡异的景象，都感到莫名的诧异和恐惧。紧接着，农村绿油油的田地也慢慢开始变黄枯萎。

一些饲养宠物的家庭发现，自家的宠物很多都得了奇怪的病，和人类密切接触的宠物，如猫、犬，很多都出现了大出血死亡，经过兽医解剖动物尸体，发现宠物们都出现了肾脏、肝脏、肺脏等多器官坏死衰竭，破坏的脏器如同豆腐渣一样，动物的死亡病例延伸到了畜牧业和渔业，大量牲畜、鱼类都出现了同样的死亡。

这种神秘的现象引起了国家疾病控制中心的注意。病死动物和枯萎的植物被送往疾控中心进行了进一步的研究，在显微镜下，病死动物的 T 细胞出现了超常的破坏作用。

科学家们通过智能地图分析发现，动植物死亡集中的区域都是当地人口大量接种过 666 疫苗的区域，宠物死亡的病例也是出现在使用过 666 疫苗的家庭。问题都指向了使用过 666 疫苗的患者，凡是与这类人群接触的动植物，都会异常死亡！

各国开始对注射过 666 疫苗人群进行复查，通过实验室检查发现，接种过 666 疫苗的患者的 T 细胞都发生了严重的功能突变，T 细胞变得异常强大，体外实验显示这些患者的 T 细胞不但可以杀灭细菌、病毒等病原体，更能对不同于人体正常细胞以外的生命体产生攻击，例如通过产生细胞毒素破坏植物细胞的细胞壁，或是直接破坏动物体内细胞的 DNA 结构，从而造成动物器官损害。其可通过呼吸、尿液、粪便、痰液等传播到人体外界，原生生物界（单细胞生物）、真菌界、植物界和动物界，除人类以外，只要是接触过这种变异 T 细胞的生命都会迅速的死亡。

各国开始对接种过 666 疫苗的患者集中控制，首先划定了特别的隔离区收容患者，然后将他们安排在有空气净化装置的负压房间进行隔离，所有的排泄物都要单独回收，然后在密闭容器中经过超高温焚烧超过6小时后再投入到密封收集池中。

此时全球已有超过5000万人注射过666疫苗，世界各国无法在短时间将所有这些人都送入隔离病房，严峻的局势让整个世界陷入了恐慌，同时人们也发现，这种T细胞可以通过飞沫传染到没有接种过疫苗者的体内，一旦进入健康人体后，它可以迅速繁殖，并能立刻杀死体内原有的T细胞，从而取而代之。

这一切来得太突然，医院重新人满为患，人们纷纷都戴上了口罩。赵返璞已经忙得好几个月没休息了。专家们对这些注射过666疫苗的患者采用各种治疗手段，包括化疗、骨髓移植、放疗、靶向药物治疗，但都收效甚微。

"为什么不让患者试试中药？"赵返璞对监护隔离区的主任说，我们可以请中医进行会诊，主任点了点头。在S医院，中医科的几个主任被请到了隔离病房，通过隔离病床递出的手，为这些疫苗接种者进行号脉，同时全国最为著名的几位中医专家也聚集于此。

已经90高龄，最为著名的中医专家李归真教授，手捻银髯说，看过的这几个患者都出现了任督二脉经脉逆流的奇怪特征。

任督二脉的流注从肺经开始，依次循环到肝经；再由肝经入胸，上行经前额到头顶，再沿督脉下行至尾闾，经阴器而通任脉上行，然后再回流注入肺经。

而所有这些注射过疫苗的患者任督二脉的流向正好相反，同时患者都处于阳亢的状态，最主要的是卫气过于剽悍。《素问·痹论》曾说过："卫者，水谷之悍气也，其气慓疾滑利，不能入于脉也，故循皮肤之中，分肉之间，熏于肓膜，散于胸膛"，肓膜正好是当今解剖学胸腺的位置，胸腺正是人体免疫的中枢，T细胞等免疫细胞的产生部位。过于剽悍的卫气，正是666疫苗刺激T细胞后产生的中医征象。

全国知名的中医专家，经过多次会诊，最后确定以莪术、忍冬藤、白鲜皮、苦豆根、麦冬、天冬、土茯苓、郁金、黄柏、黄芩、紫草、生地等组成方剂为患者进行治疗。同时还提议，将中山公园的五色土作为药引子入药。李归真教授这样解释，作为中国人，我们都有着"父天母地"的传统思想，五色土代表着青色海岸、白色大漠、红土岭南、黑土塞北、黄土中原，东西南北中五方土地，以其入药蕴含着从地球汲取能量对抗这不明原因疾病的含义，同时也盼望着人类能够返璞归真，回归自然，恢复正常的免疫系统，并给该付药剂取名"返璞归真汤"。很多患者经过返璞归真汤的治疗后，T细胞的功能都恢复成以前正常的状态，全球各地的专家也不约而同的汇聚于S医院。返璞归真汤拯救了全人类，科学家们正研究将其稀释液喷洒于植物，喂养动物。

在6500万年前，恐龙还是这个世界的霸主。庞大的身躯以及凶残的捕食能力使它们站在了食物链的顶端。但在某个时间点，恐龙从地球上谜一样的消失了。

8.65光年外的天狼星上，一个只有四根手指的手掌拿起了一个刻有"666"数字的药瓶，生气地将其捏碎，Nommo（诺母）是统治这个星球的高智慧地外生物，他们身高仅有1米左右，皮肤白而细腻，没有毛发，头很大，眼睛巨大而有珠无瞳，鼻子很长，嘴很小，手上只有4个指头，指间有蹼相连。这是一种水陆两栖、雌雄两性同体的外星人，他们有着超高的智慧，天狼星因此有着超长的文明历史，但由于人口数量众多和科技发展，天狼星的能源一直都处于匮乏的状态，因此对外的星际殖民和掠夺也从未停止过，数亿年间，他们已经占领了银河系数百个能源丰富的星球，但最令他们觊觎的星球还是太阳系中那蓝色的星球。

6500万年前的白垩纪，就是他们为了来地球殖民，而通过在小行星上植入细菌，在其撞击地球之后，将严重的细菌感染在恐龙间进行传播，从而使统治地球1亿7千万年的恐龙在地球灭绝，然而当地球上的恐龙灭绝后，它们乘坐飞船到达地球之际，突然发现地球的氧含量过高，在天狼星的空气中氧气的含量只占0.5%，超高的氧浓度，使他们的身体迅速出现了氧化反应，立刻出现了皮肤老化、脑萎缩、重要器官衰竭的反应。他们只得返航回天狼星，为了破坏地球的氧气，必须让地球上的动植物全部消失，之后没有了植物光合作用的地球，氧气的含量才能逐渐减少，之后经过数千万年的研究，他们分析了地球人类和植物的特点，研制出了666超级疫苗，这种数字666结构DNA质粒的疫苗在最开始会通过刺激T细胞进化，从而使T细胞产生超强的抗菌、抗肿瘤作用，使人类误以为发现了治疗疾病的良药，而后体内的T细胞经过疫苗666的刺激会不断进化，协助清除体内垃圾，恢复器官健康，使人们对其作用充满预期，从而进一步拓展其应用，使更多的地球人能够接种这种药物。但当在疫苗注射5年后（人类研制新药到上市的通常周期），这种疫苗会促进T细胞异化，使其成为一种超强的抗异体的细胞，这种T细胞会以人类作为宿主，通过呼吸道传播到空气中，通过尿液、粪便、痰液等传播到自然界，然后攻击整个地球除人类以外的所有生物，用不了多久，地球就会成为没有动物、植物、微生物的荒漠，而人类也会因此失去赖以生存的食物来源，最后死于饥荒或是争夺仅有食物而产生的战争。

诺母的首领可以通过心灵感应，探知地球上任何人的一举一动，通过超时空传送装置，它们将 666 疫苗伪装成哌拉西林的安瓿送往了地球的医院，希望以此摧毁人类赖以生存的环境，从而来地球进行殖民。

外星人的特洛伊木马最后还是被人类识破了，但这一切都在告诫人们，药物不是万能的，我们不能依赖一代一代新研制的抗生素来抵御进化耐药细菌的感染。世界卫生组织调查，每年估计有 70 万人死于产生抗生素耐药性的细菌，更糟糕的是，预测显示，到 2050 年，这个数字将飙升到 1000 万。自人类出现在地球上，我们的免疫系统就开始抵抗各种细菌的感染。人类自身就可以杀灭很多细菌，滥用抗菌药物正在破坏这种平衡，只有认清药物，让其发挥得当的作用，才是人类研究药物的本意，人类的健康与长寿除了靠药物，还要靠我们自己。正如古人所说："我命在我不在天"，健康的饮食、良好的休息与锻炼才是健康的秘诀，同时我们要认识到药物是一把双刃剑，50 年前的沙利度胺事件，用于孕妇呕吐的止吐药造成数以万计的海豹形婴儿，它告诉我们一种新药的产生，除了神奇的疗效，我们还要关注它的不良反应，并长时间监测，把用药安全放在和疗效同样地位，无论何时何地，人都要看到药物作用的两面性，让我们共同努力让药物治疗返璞归真。

点 评

主题鲜明，内涵深刻，引人深思，缺点是前面情节转折有趣，后面没有衔接。

（本篇荣获专业组二等奖）

你好，陌生人

杨婧
首都医科大学附属北京朝阳医院

一　我的秘密

我叫景阳，是个普通的上班族，每天重复着同样的工作，说着同样的话，和同样的人打交道。和大家一样，我是个普通人。不，确切地说，我想做个普通人。

"小景，把这份材料送给人事处的王姐。""好的，组长，这就去。"王姐……之前在公司的年会上远观过，也算点头之交，这还是第一次和她正面打交道。听同事说，她四十出头，棕色的卷发，金色的眼镜框，喜欢抹大红色的口红，中等个头，偏胖，说话时喜欢下意识摸手边的马克杯。我这样回想着，敲了敲人事处的门。

"请进！""您好，我找王姐。""王姐在里面的隔间，你直接过去就好。""啊……谢谢。"我下意识地抱紧了怀里的文件，叹了一口气缓解紧张的情绪。"王姐……最里面……"我小声重复着，眼睛快速在房间内扫视，但是那个符合同事口中"王姐"形象的人，并没有出现！

难道她不在？不可能！如果是这样，一进门和我说话的人就会直接告诉我。头上开始冒汗了，怀里的文件也有了褶皱。景阳，别慌，找个看起来像老员工的人问问就好。我这样安慰自己，走向两个在休息区谈笑的女人。"您好，请问王姐今天在吗？"话音刚落，对面的两人对视后发出一阵轻笑，仿佛我在开玩笑！

"小景啊，咱们在年会上不是见过嘛，怎么？这么快就不认识你王姐啦？"眼前的女人摸着手里的马克杯打趣道。我最担心的事还是发生了！"对不起王姐，您今天这个新发色，再加上美瞳，不知道年轻了多少，一时间真没认出来！""还是你会说话！把东西放下，喝杯咖啡再走吧！""不了不了，组长一会儿还找我回去开会呢。"女人笑了笑，"好吧，以后常联系。你也该换换造型了，这么年轻的女孩子，不打扮多浪费！"我冲她摆摆手，快步出了门。

尴尬！丢人！这种话我每天都会对自己说一万遍！你一定很好奇，一个人换个造型至于认不出来么？而且之前还见过面！如果这种事不是我每天都会亲身经历的，我也会疯狂吐槽！但是，命运就是这样，连让我做一个普通人的机会都不给。

我今年25岁，14年前，我拥有了人生中唯一的也是最大的秘密。

11岁那年，我和小伙伴在公园荡秋千，由于年久失修出现了问题，导致我从秋千最高点摔落。等我在医院醒来，床边围着一对男女，眼神充满担心却略带责怪，但是，他们是谁？"阳阳，感觉怎么样？有没有哪里不舒服？头还疼不疼？……"原来是妈妈，那么另外一个一定是爸爸。等等！为什么我认不得他们的脸！为什么会这样？！我的眼睛怎么了！

我把关于"眼睛"的事情告诉了父母，随后我的医生为我安排了一系列的检查。可是好奇怪，为什么所有检查都是一个医生为我做？就连同行的护士姐姐都是同一个人！我有些厌烦了，但还是尽量配合。几天后，医生趁我休息时叫走了我的父母，就是整天坐在我床旁的那对男女。当他们再次回到我身边时，气氛变得有些紧张。

"阳阳……"女人先开了口，"你看着妈妈，今天有没有感觉好一些？还有没有哪里不舒服？你看你爸爸这几天没回家，胡子都长出来了。哎，还说别人，妈妈自己也没顾上捯饬捯饬……"说着，她搭在我肩上的手加了几分力。"医生说啊，你眼睛的情况只是暂时的，过几天就好啦！咱们再等等。你从小身体恢复就慢，咱不着急啊！"善意的谎言！我能听出来。"妈……"我开口了，"您直接说吧，我到底怎么了？！"

面前的两个人一怔，停顿了好久，时间仿佛静止了。

"那妈和爸带你去找医生叔叔好吗？""行。"

我坐在轮椅上，被父母推向医生办公室。一路上，我闭着眼，在心里默念"我不怕"，但是紧握的双手却出卖了我。到了门口，妈妈问我要不要再考虑一下，我没有开口，因为我怕自己反悔。无奈之下，她敲响了医生办公室的门。

"请进。"一看是我，医生脸上不经意地露出一种复杂的表情，担忧、同情……更多的是惋惜，当然，我并没有注意到。几句日常对话后，他进入正题。"小朋友，你的情况稍微有些复杂，叔叔给你简单化来说。"他推了推眼镜，进行了一次深呼吸，仿佛我得了什么不治之症！"你的问题不在眼睛上，而是在脑部。"呵！他在说什么？好像我脑子有病一样！我这样想着。"小朋友，你看看叔叔，你觉得我和昨天有什么不同？"我上下打量了一下，"看不清脸。"我敷衍道。"那你觉得我和昨天在病房跟你说话的是一个人吗？"什么嘛！我的医生压根就没换过！"是啊，每次不都是你么？从我住院到现在，还有那个护士姐姐，你们一直都在啊。"医生看了看我背后的男女，摇了摇头，"你们看到了，她的情况没有一点好转。"我没听懂他的意思，不过从妈妈的抽泣中，我似乎意识到事情的严重性了。

"小朋友，叔叔昨天并没有去你的病房，前几天陪你去做检查的也不是一个护士姐姐。"他顿了顿，继续说道，"你之前从秋千上摔下来，撞到了头，这件事情让你的脑部有了一些不好的变化，导致了你现在的情况。你可能会把穿着打扮相似的人当成是一个人，就像你把我和其他穿白大衣的医生认成是一个人一样。另外，你可能会认不出你认识的人，比如你刚醒来的时候，没有认出爸爸妈妈。这种情况可能会在以后的生活中慢慢恢复，但也可能……"他没有继续往下说，因为他面前的女孩已经泣不成声！

原来我的脑子真的出了问题！我看向身后的二人，和昨天一样的穿着，女人身上还有我熟悉的香水味，但是我却认不出他们的脸！一定是因为眼泪！我用衣袖擦了擦，没有效！再来！再来！但无论我怎么努力，结果都是一样。

就这样，我的世界崩塌了！我的亲人、朋友突然之间全部消失，取而代之的只有一个人，那就是"陌生人"！

现在想想，那时的自己真的好无助！

随着年岁的增长，我开始慢慢接受了这个现实，说得通俗点，我除了接受别无选择！而之前我提到的秘密，就是我脑子的病，医学上称为"面孔遗忘症"，说白了就是脸盲。症状主要分为两种：

一个是看不清别人的脸；另一种是对人脸失去辨别能力。我比较倾向于后者。举个例子，你我认识很久，如果你不先开口和我说话，那么就算你从我身边经过，我也会把你当作陌生人。

二　重获新生

"阳仔，走啦，吃饭去喽！"听声音就知道是我的死党毛毛，也是为数不多的知道我秘密的其中一人。"哎呀，打起精神！马有失蹄，从入职开始，这不是头一次失误嘛。就当是王姐摇身一变成了大美女，你没认出来不是情有可原嘛！再说，就你那眼镜片，厚的跟酒瓶底似的，没人会起疑哒！"嚯，真是亲闺蜜，安慰人的方式都这么特别！不过听了她的话，我倒也没那么难受了。

"对了，毛儿，我今天要去医院复查，所以……"见我一脸坏笑，对面的年轻女孩撇了撇嘴，"好啦，把工作交给我吧。哎，世界上怎么会有我这么好的闺蜜！""嘿嘿，明天请你吃饭，么么哒！"果然，毛毛每一次都能让我的烦心事烟消云散！

午饭后，我和毛毛交接完工作，带着一丝好奇与担忧赶往医院，因为刚刚医生说有一件重要的事情和我商量，会是什么呢？

"杨大夫？"伴随着声音，我推开了医生办公室的门。"阳阳，这里这里！"我冲招手的方向笑了笑（这是我和杨大夫约好的"特殊信号"！），走向那个人。

"怎么样？一路上还顺利吧？""嗯，和平时一样，而且我又不是小孩子了，能应对的。"面前的人，语气、坐姿、握笔习惯，都和14年前一样，只不过黑发变成了白发，至于脸上的皱纹……每每在这种时候，我都会格外厌恶自己！

"阳阳，想什么呢？""啊，没事，我就是在想杨大夫应该是越来越帅了吧。""哈哈，你这个丫头，总爱拿我开玩笑！都一把年纪啦，帅什么。"闲聊过后，杨大夫进入正题。"对了，之前和你说有事商量，你还记得吧？""嗯，您说吧，我还有什么扛不住！"我的无奈让对面的男人心疼。"以你每次来复查的结果看，你的情况很稳定，这么多年都没有变得更差，当然，也……""也没有变得更好？"我打趣道。"你这丫头，跟你说正事呢！""好啦，我知道，我和您认识这么久了，还不能开玩笑啦？"哎，真希望这个女孩今后都能笑得这么开心！杨大夫也许这样想着。"我朋友最近研制出一种新药，能让你的症状好转，但不确定能不能治愈。另外就是，这个药现在正处于……"话还没说完，我心中就已经有了决定。"我要试！必须试！""你先听我把话说完，不要着急！""杨大夫，不，杨叔叔！您别说了，我同意啊！如果您有渠道可以让我这个bug 彻底消失，那我干吗浪费这个机会啊？！再说了，我也想看看我父母现在的样子，我也想看看您啊！"我激动的语气吓到了杨大夫，但他真的不知道我有多渴望再次看到我身边的人的样子，他也不知道我现在到底有多开心！

"好了好了，你先坐下，"他示意我深呼吸，稳定一下情绪，"我接着说啊，这个药正处于试验阶段，我不能保证你吃了真的有效，我更怕你吃了会有什么危险！但是，我觉得我不能不告诉你，我想你应该有知情权。至于要不要，决定权在你！"他喝了口水，"另外，你要和你父母商量好，一定要商量好！不能自己决定！这是大事。"

其实，杨大夫之后说了什么我根本没听进去。"我给你一周时间考虑，回家和你父母好好商量！然后来找我。""好。"我虽然嘴上这么说，但是心里不这么想。这么多年，我父母为了这件事不知道碰过多少次壁，又有过多少次失望，他们已经承受不起！

一周后，我在杨大夫那里见到了他的朋友，如愿得到了我的药。

那是一颗很普通的小药丸，真的，我头一次险些怀疑杨大夫！我脑海中无数次幻想这个神奇的药究竟会是什么样，是如何的高大上，但现实却是，一个白色的胶囊，大概小指指甲大小，仅此而已。

"阳阳，想好了么？我希望你再考虑一下！""好了，杨大夫，您别说了！就这么定了！"我的斩钉截铁让杨大夫不再继续劝阻。"这个药，一周吃一次就好，不需要忌口，不需要固定的服药时间，也没有什么特别的注意事项。"好吧，真是一颗普通的"神药"！"好，我知道了，那杨大夫，咱们下周再见！"我也向他的朋友挥了挥手，走出了门。

回到家，我对着这颗"神药"发呆了很久。最终，我吃了它！希望明天是崭新的一天！

早上的阳光我总是喜欢不起来，可能是因为自己爱赖床的缘故。但是今天，我却格外精神，迫不及待的出门想看看自己的变化！

然而，并没有什么改变！眼前出现的场景和昨天一样，不同的穿着，"同样的人"！

难道我被骗了！不会的！杨大夫不会骗我！我第一时间拨通了杨大夫的电话，而他除了安抚我的情绪，告诉我再观察几天之外，没有其他语言。

也许还没发挥药效？我安慰自己。十几年都熬过去了，还差这几天么？！

第二天，没有惊喜！第三天，第四天，都是一样！好吧，我认输了，可能这就是我的命吧。

第五天，今天又是讨厌清晨阳光的一天！梳洗打扮，只需要十分钟就能出门。在家门口的早餐车买一份豆浆，就当是早饭了。坐在地铁上打个盹，二十分钟后准时出现在公司楼下，每天如此！

"阳仔！！！我好想你！"不用猜就知道是毛毛在"鬼哭狼嚎"。"我出国 happy 的这一周有没有想我！"我甩开她搭在肩上的手，佯装生气，"别叫得这么亲密，咱俩不熟好嘛！""干吗啦，我可是第一时间来找你报道耶！真冷淡！亏我还给你带了一份大礼！"一听这话，我笑出了声，"逗你玩呢！"，我一回头，被眼前的人吓一跳，"天呢，你这是去度假还是去受罪啊？晒得这么黑，还有你这眼睛，都要肿成包子了！""哎呀，我出国做了个双眼皮嘛，这还消肿了呢，你是不知道，我刚做完的时候啊……"话还没说完，毛毛一脸惊愕地看着我，"你刚刚说什么？我怎么啦？你仔细看看，我的脸，哪里肿了？""你有病啊，你眼睛肿得这么大自己看不出来啊。"我略带嘲笑，仿佛对面站着的是个傻子。"景阳！！！我的妈啊！我要哭了！""你是见到我太激动了吗？别别别，我可承受不起！你到底抽什么疯？"毛毛自动忽略了我的疑问，掏出手机，"你看这是谁？""这是你爸妈啊，我又不傻！哎？这是哪啊，还挺好看！哎哎哎！这个路人长得挺帅耶！"我接过她的手机，一边翻照片，一边说着，一点儿也没注意到对面的人已经泣不成声。

"阳仔……你终于能认出我了，我……呜呜呜……"什么！！！说真的，当时我的脑子有五分钟的"死机"时间。等我反应过来后，我开始仔细打量面前的人，纤细的身材，栗色的直发，oversize 的卫衣，配合焚香系的香水，还有右眼角的泪痣，这是近十一年来我对她的印象。但是今天却开始发生改变，皮肤因为日晒变得有些黑了，单眼皮也变成了双眼皮，记忆中的女孩褪去了儿时的稚气，以另一种形象再次出现在我的眼前！

看来，杨大夫没有骗我！效果来了！

我强按住自己激动的心情，开始环顾周围那些"熟悉"的人，想用全新的视角去看！当然，毛毛参与了整个过程。"这是咱们公司财务处的李哥。""哎那个那个，是收发室的赵姐。""还有那个，是经常给咱们办公室送快递的小哥。""哇，王姐今天又换了一个发型，这次你可别搞错了！"她下意识地说着，却对上了我的白眼。"哦，对对，你现在好了，不会搞错啦！"说着便又给了我一个大大的拥抱。

"好啦，快去上班啦！我下午还想让你帮我顶班呢。""又要去找杨大夫汇报？哼，这次你得请我两顿饭！""行行行，挑贵的吃！胖死你。"我们俩手挽手向办公室走去，但是今天这条路却别有一番感觉，我说不上来。

下午，我请假后前往医院，没有提前和杨大夫联系，因为想给他一个惊喜！

"到了……"我小声嘀咕了一句。在门口偷偷看了一眼，熟悉的座位上坐着熟悉的人，从行为举止来看就是他。哈哈，好像在拍刑侦剧一样！我径直向他走去，"咳咳，请问你是杨大夫吗？"面前的人有些惊讶。"阳阳？今天怎么来了？是不是药还没发挥效果？哎，当初我就和你说过……"后面的话我没有听。

这是我十一年来第一次亲眼"看到"杨大夫！细长的眼睛，炯炯有神；不高的鼻梁；有些厚的嘴唇；眼角有明显的皱纹……原来这就是我十几年的恩人！本来不想哭，但是眼泪就是止不住，真没出息！

见我这样，杨大夫有些不知所措。"阳阳，你怎么啦？没事没事，咱们再等等，不着急啊！一定还有办法的，再等等，再等等……"他还在为我担心！但他不知道，现在我流下的泪，绝对没有一丝负面情绪！

"杨叔，我能'看见'了！我能了！真的。虽然我自己也不信，但是确实是真的！您看，我都能知道您脸上有几条皱纹……"说到这里，我们俩都笑了。"你这孩子，都这个节骨眼了瞎开什么玩笑！"语气略带一些责备，但更多的是由衷的开心！

这天下午，我和杨大夫聊了很久，久到我终于决定将这件事情从头到尾告诉父母，因为我必须在我的主治医生这里确定我目前的情况是 okay 的！

带着这个重磅消息，我回到了家。父母早已做好饭菜等候多时。"宝贝，快坐下，你看你多有口福，饭刚做好就回来了，赶紧趁热吃！"啊！原来妈妈额头上已经出现了皱纹，眼袋也变得明显，皮肤也没有年轻时紧致……"闺女，赶紧的啊，你不吃我可动筷子啦。"爸爸脸上的胡茬变多了，眼睛也没有原来有神了。

眼前的二人，他们，见证了我过去的十一年；而我，却没能见证他们的青丝变成白发！

我尽力收起自己的愧疚、懊悔，因为我不想再让他们担心！"爸，妈，我想说个事，你们要有心理准备！"碗筷放下的声音在此时显得格外刺耳，这预示着他们再也经不起坏消息了！我长舒一口气，平静地说完了我这几天的经历。越往后讲，父母脸上的表情越复杂。也是，换了谁，一时之间也接受不了。

"等等，妈捋一捋啊！你的意思是，杨大夫给了你一种药，你吃了之后病就好啦？""您这也太简略了吧，不过大致是这样的。""那真是太好了，你等妈考考你啊。你看这照片，"她顺手拿起桌边的全家福，"这是谁？""这是我二叔，天呢，他现在看上去还挺年轻。"我妈有些不敢相信。"这个呢？""我三姨。""那这个？""好了妈，有完没完啊，都说了我好啦！"我妈娘俩聊得火热，爸爸却在一旁半天没说话。"哎！你闺女这么大的喜事你怎么不吱声啊？"爸爸抬头看了我一眼，半天才张口。

"景阳，"一听到全名，我有些害怕，因为这预示着之后要发生的不是什么好事。"你给我说说，你这个药，杨大夫怎么说？""什么……怎么说啊……"我有些心虚。"你别吞吞吐吐，杨大夫肯定给你打了什么预防针，你老实说。"他的语气倒是没有责备，但是听得我打了个寒战。

"嗯……他就说……吃了之后别吃生冷辛辣的东西，注意忌口，记得每周一次，注意休息眼睛。别的……没有啦！"对不起爸爸，我撒谎了。我应该庆幸，杨大夫和我约好，无论我父母怎么追问，他对这件事也绝口不提，一切发言权都在我！"真没啦？""没啦没啦，"我看着盘子里的菜，"哎呀，赶紧吃吧，要不凉了。""是啊他爸，多高兴的事，以后咱们阳阳再也不用这么辛苦了……"妈妈抹了眼角的泪，看得我有点心疼，不知道自己的谎言到底是对是错。

就这样，我又一次"重见光明"！我终于可以毫无顾忌的和认识的人主动打招呼，终于可以放心地去结交新朋友，终于不用每天面对相同的面孔。重获新生，这感觉真好！

三　意外发现

"你们最近有没有发现，景阳给人的感觉不太一样了。好像变得更开朗了，或者说更有礼貌了？我也说不上来。""是啊，以前我和她迎面走，她都不理我的，像看不见我一样。再看现在，好像变了个人。"休息室传来了同事小声的议论。

"是啊，人也变得会打扮了，那天下班后，我还看见她主动约毛毛去逛街呢！要知道，以前可没这种事。""可能是人家交了男朋友吧。可不得好好打扮一下！"这边正聊得火热，但随后就被"某人"打断了。"咳！人家之前那是害羞，才不主动打招呼。再说大家都是同一年来的，没必要这么较真吧？"我下意识拽了拽毛毛的衣袖，示意她不要挑起事端，但是她好像并没有收手的意思。"明人不说暗话，有什么意见当面说，要不就免开金口！"说罢，便拉着我往外走，剩下屋里的几人一脸尴尬。

"哎呀，你走慢点！我刚开始穿高跟鞋，跟不上！"一听这话，前面的人才肯放手。我仔细一看，毛毛小脸涨得通红，气呼呼的，双手插着腰，眼里满是不屑与气愤。要知道，这种样子我在之前可是"看"不到的，竟不禁笑出了声。"你还笑？你都不生气嘛？"我拉起她的手，"没事，不理他们，是他们不懂！好啦好啦，咱们回去吧。""可是……""行啦，中午吃什么？""中午？你等我想想啊。"果然，我死党就是好哄。

就这样，我开启了全新的人生，而这全都归功于一颗神奇的小药丸。我依然和杨大夫保持密切的联系，让他了解我每天的情况，方便观察药的作用。如此，我过了三个月的正常生活。

一转眼到了冬天，街上的人开始变少，大家可能都窝在家里吧。而我还是喜欢出门，去看大街上的人。说来奇怪，以前这样是因为我的病，让我不得不去练习观察；现在这样，可能是因为我更珍惜得到的一切吧！

今天是周末，我像往常一样，坐在楼下咖啡厅靠窗的位置，一边听着音乐，一边观察窗外来往的人。一位老人走过来，坐在了窗外的台阶上，从我角度刚好能看到他的侧脸。他手里拿着一沓纸，我看不清，但是他身边袋子上的字却很显眼：××医院。不难想象，他家有病人，而老人的无助让我的眼睛不能从他身上离开。我仿佛看到了曾经的自己！

我有些想回家了。我起身，走出咖啡厅的门，又往老人的方向看了一眼，然后转身离开。

过了几天，我例行到医院复查，虽然我觉得没必要了，但是父母和杨大夫都觉得这样比较保险。真巧！在诊室外面，我碰见了上次的老人。孤身一人，看来病人就是他自己。我和他并排坐着，中间隔了几个座位，我不自主地看向他那边，发现他比之前消瘦了一些，脸色更差了。也许是因为这样才会戴帽子吧，我想。"请××到神经内科第二诊室就诊。"老人应声而起，走向诊室，转身的一刻，我看到了他帽子后面有一些黑色的污渍。算了，还是等他出来再告诉他吧。

十五分钟后，系统报出了我的名字。原来我和老人都是杨大夫的病人。擦身而过的时候，我轻声说，"您好，您的帽子后面没有整理好，摘下来看看吧。"老人感谢地看了我一眼，但他摘下后，那一小团黑色并没有从后脑勺消失！这是怎么回事？

可能是我看错了吧。我带着疑惑的心情走进诊室。在确认我的情况没有异常之后，我说出了我的疑惑。"刚刚那个老人怎么了？"杨大夫瞥了我一眼，意思是：不该问的别问！但是我的好奇心实在是太重，一个老人，又是拍片子，又是化验，还看神经内科，再加上我刚刚看到的奇怪的一幕，我有一个大胆的推论！"他是不是得了肿瘤啊？"杨大夫的眼神有了细微的变化，但很快就消失了。可是一切都被我看在眼里，我猜对了！

但 0.1 秒的沾沾自喜后，一股强烈的恐惧感涌上心头。黑影……肿瘤……我能看见！肉眼可见！老天爷，你这次玩笑开得有些过了！一定是巧合，或者是我的误打误撞。"杨大夫……"我弱弱地问，"您在肿瘤科有认识的人么？我想咨询点事。""怎么了？你家里人病了？""没有，就是……随便问问。""有是有，不过他这个时候应该也在出诊。"他看了一眼手表说。正好！我得去那里验证一件事！

从杨大夫那里知道具体诊室之后，我快步走到候诊区，找了一个角落的位置坐好，开始仔细观察周围的每一个人。果然如我所想，这里的人，身体上的某个部位，基本上都会有大大小小的黑影出现！和之前那个老人的情况相同！

我得赶紧告诉杨大夫！不！更重要的是他那个朋友！

一路小跑让我有些气喘吁吁。"阳阳，怎么又回来了？"看我脸色不对，杨大夫立刻紧张起来。"怎么了？是不是咨询的结果不理想？""杨叔，麻烦您现在马上联系您那个朋友，我有很重要的事！"

半小时后，我们三人坐在了内部会议室。"听老杨的语气不对，我赶紧过来了。"博士双手交叉，托着下巴，眉头紧皱，"现在人到齐了，说吧，我们一起想办法！"听他的话，仿佛知道接下来我们面临的问题是多么困难！

"我今天发现了一件怪事……其实我也不知道这是好事还是坏事。你们听完别不信我就好！"一口气说完这个莫名其妙的经历竟然会这么耗费精力！我喝了一大口水，看着对面的二人，期待着他们能给我一些合理的解释。然而，二人久久没有回应。我们就这么沉默着，仿佛时间静止了。

过了很久，真的是很久，博士开口了。"以目前的情况看，应该是这个药的缘故，但我不能确定这是否是未知的药效。换句话说，服药到一定时间后，药物进一步发挥了效果，让你除了拥有常人的观察力之外，还意外获得了类似'透视眼'的能力。当初你接受这个药物的时候，我们谁也不能和你保证任何东西，意思就是这个！因为我们也在观察，从而去挖掘更深一层的东西！但是，如果你不愿意，我会尊重你的想法，就此打住。当然，如果你愿意……"博士话还没说完，杨大夫开口了。"阳阳，这比你之前做的决定还要艰难，我不希望你有压力。"气氛有些僵。说实话，我能理解博士的私心，也能体会杨大夫的担心，但最重要的是，我不想再过之前的生活了！

可能人在面临重大决定的时候，想得越多，越难抉择。我好像天生就不是这种深思熟虑的人！

"我想再看看。我的意思是，我……想继续！"一人欢喜一人忧。"但是如果我不能再承受，我会自己喊停！"我看了杨大夫一眼，他不再劝阻。

于是，我的生活又一次发生了变化。

因为有了这个能力，我比之前更加仔细地去观察每个人。我想利用自己的"独特性"，尽力去帮助他们！

就这样又过了一个多月，我们公司迎来了每年的重头戏——年终总结会。

这天，公司上上下下的人都穿得格外得体，也算是另一种"我这一年过得很好"的证明吧。我也不例外。这几个月发生的事太多，不过好在一切都在往好的方向发展！

我已经习惯了主动和同事问好，学会了打扮自己，同时也接受了自己的"独特"。正想着，我的眼光对上了不远处的女人。我面带微笑向她走去，"王姐，今天真漂亮！""你也是啊，终于开窍啦？年轻人嘛，要学会及时行乐，青春可不等人啊！"我仔细欣赏着王姐今天的造型，红色的抹胸连衣裙，银色的高跟鞋，配上珍珠的耳环和项链，女人味十足！尤其是这条红裙子，裙摆的鱼尾设计让整个人显得更加挺拔，让我不禁多看了几眼。

目光聚焦到上身部分时，我看到了不想看到的一幕。对！相信你们应该猜到了，是一小块黑影！小到我真的必须要仔细看才能发现。我不太想接受这个事实，于是我问王姐。"王姐，咱们公司今年的体检您去了么？"她想了一下，"好像没有，你也知道，咱们公司每年都要等着新员工入职之后一起组织，而偏偏这是人事处最忙的时候，我大概……"她伸手算了算，"算上今年，有三年没去了吧。"三年！难怪她没有发现！"那您最近去查查吧，"我有些迫切，"如果您觉得每项都查没时间，您可以着重查比较重要的啊，比如妇科啊、内分泌科啊、乳腺科啊之类的。"最后一句我加重了语气。"你这孩子怎么突然关心起我来了？好好好，过完年我就去好吧。""反正，您尽快啊，一定要去！""知道啦。"

虽然这种电视剧中才会出现的情节有些狗血，但确实发生了。两个月后，王姐休了病假，原因是——乳腺癌！

"哎，你说这人啊，真是脆弱的生命体。你看王姐，平时成天乐呵呵的，好像一点儿烦心事都没有，怎么会得这种病！"对面的毛毛一边吃饭一边说。"不过你也挺有先见之明，要不是那次你俩闲聊，她还不会去体检呢。还好发现得早，是良性的，要不……

哎？你说也真神了，怎么就聊到体检了呢？""嗯……就闲聊呗。行了，快吃吧。"我催着，关于我眼睛的"后续"我并没有告诉毛毛。"哎，希望她能快点归队啊。""我倒觉得她还是趁这次好好休息一下吧，身体比什么都重要！"这句话，我比谁体会的都深切！

经过"王姐事件"后，我更确定了：自己的能力是有规律可循的！比如黑影的位置就是肿瘤的位置，黑影的大小就是肿瘤的大小，而黑影颜色的深浅就是肿瘤的良恶性程度。这一点，在王姐身上得到了印证。

我把这件事一五一十地告诉了博士和杨大夫，他们听后又惊又喜，因为这可能是一个能造福全世界的消息！试想，如果这个药能顺利地被应用于"脸盲症"患者，不但能治好他们的病，还能让他们拥有类似于"B超、核磁"一般的能力，甚至还能更加精确、更加及时，那么这拯救的将会是更多的人！

没想到，这次的"意外"，是这么有价值！

四　我是谁？

新的一年，我迎来了人生的第二十六年，同时，这也是我新生的第二年！且行且珍惜，这是我今年的新年愿望！

每年春节，我、毛毛，还有其他几个关系亲密的朋友，都会在我家举行一个小型的聚会，至于地点为什么是我家，纯属因为我爸妈做饭好吃，把几个馋虫的嘴巴养刁了！

今年也不例外，大家说说笑笑，围坐在餐桌前，过年的氛围一览无余。而每年的必备节目就是我妈给大家传阅我小时候的相册，然后津津有味地讲我当时的糗事。说到这里，我一直很纳闷为什么他们听了这么多年，还是会满怀期待，还是会开怀大笑。也许，这就是我们怎么吵、怎么闹也不会轻易分开的原因吧……

"来来来，"我妈拍拍手，示意大家集中，"我给大家看看阳阳小时候的照片啊，我前几天又从柜子里翻出了两本，今天能让大家看看不一样的！"朋友们闻声在小茶几周围集合，朝饭桌前的我招招手。"算了吧，我还是不看了，怕今天饭都白吃了！"哈哈哈，家里传来了欢快的笑声。妈妈有兴致地讲，大家有兴趣地听，我和爸爸就坐在餐桌前看着他们，好希望时间就这样静止，把大家都定格在最幸福的瞬间。

"阿姨，这张照片是在哪拍的啊？景阳的表情太逗了！哈哈哈哈……""这张啊……哎闺女，这张在哪来着？"妈妈举着照片问我，我眯着眼睛说，"这里哪有我啊？我没看见。""哎呀，还不承认了！可能是嫌弃自己的小时候。"哼！不管怎么说，我确实没看见，不过罢了，不然又得引发他们的嘲笑。

每周五可以说是上班族最期待的日子，因为马上就能有双休日啦！但是这个周五对我来说却不那么美好。"啊！！！不想加班！好痛苦。"我无精打采地趴在办公桌上，愤愤不平。"为什么你们周末出去happy，留我一人在这寒冷的办公室加班！我不要啊。"话音刚落，背后就是一巴掌，"你活该！叫你平时总请假，就该周末补回来！春节放你假是老板慈悲好嘛。""毛毛，毛姐，你明天来陪我好不好？""不好！"她故意说，"我明天啊有个重要约会，至于后天，虽然没有安排，但是十有八九是要约出去的，你就一个人加油吧。"最毒妇人心！看来注定要一个人了。

没想到我平时积压的工作竟然这么多，虽然也会拜托毛毛帮我一把，但是每次都这样也不是个事，久而久之，工作越攒越多。

"没事，我能行，加油！"有气无力地给自己打了个气，开始了为期两天的周末班。

忙碌的时候时间过得尤其快。"嗯……总算搞定啦！"我伸了个懒腰，算是完成工作的收尾。桌上的电子钟显示02：26，我看了一眼窗外，欣赏一下凌晨的北京，然后决定在桌子上眯一会儿，直到上班。

不久，耳边模模糊糊地听到有人在说话。"小景，起了起了，一会儿该开早会了。""唔……"两天的办公室生活让我一时间没反应过来。"你该不会一周末都在这里加班吧？真勤劳。"邻座的同事上下打量了我一番，"快去洗把脸吧，你现在的造型要是被组长看见，加班费可就没了。""嗯……"我拖着似醒非睡的肉身，缓缓走向卫生间。

冷水确实能让人精神倍增。我抬起头，想看看镜子里的自己到底憔悴了多少。蓬乱的头发，脸因为熬夜变得有些肿，别的……咦？镜子中的自己怎么有些模糊？啊，可能是镜子太久没擦了吧，毕竟公共区域。我从口袋里掏出一些卫生纸，沾了些水，擦了擦镜子上与我身高相同的位置。看看手里的纸，果然好脏！

再次看向镜中的自己，画面依旧像打了马赛克，还是看不清！什么情况？难道是我在做梦！我掐了一下脸，真疼！看来是真的！等等，这感觉有些似曾相识……

我向办公室跑去，这条平时连半分钟都没有的路现在却显得格外漫长。我在工位翻找自己的照片，我得确认一下自己是否再次"回到从前"！但是没有找到！我有些慌乱，办公室里的暖气让我的汗更多了。"阳仔，你在干吗？早会就要开始了，快坐下！"毛毛催我了，但是我丝毫听不进去！对了，工作证！没想到这个平时毫不起眼的东西竟然成了我的救命稻草。

但是，它并没有救我！我看着这张本该熟悉的照片，哭了出来，眼泪越多，照片越模糊，自己的脸也越难看清。早会已被我抛到脑后，现在最主要的，是去找知情人问清楚！

这还是我新年以来第一次找他，而这第一次的形势就异常严峻。我一边往医院赶，一边在电话里跟杨大夫重复着刚刚发生的一切。电话那头的声音也变得有些疑惑和焦急，他叮嘱我注意安全，尽快赶到。

北京早高峰的交通总是让人忍不住吐槽，经过一番周折我终于抵达医院。推开会议室门的瞬间，两位中年人早已等候多时。

"快坐下，喘口气，这到底是怎么回事？"两个人几乎同时说。"我还想问呢！"气氛一下变得尴尬了许多。过了一会儿，杨大夫开口了，"咱们都先冷静一下，阳阳，我问你，你现在的状况，只是今天才出现过一次，还是之前就有过，你没有告诉我们？"听了这话我突然有些委屈，"我没告诉你们？每次一有什么事情发生我都第一时间和您联系，怎么现在倒成我的不是了！"我起身想走，被博士拦住了。

"年轻人，"他总是这么叫我，"老杨只是担心你，说实话，我们在你身上看到的一系列现象，早已经超出了我们的研究范围，换句话说，现在的情况我们也有点束手无策。"他微微低下头，变得没有之前那么自信了。

见他这样，我收了脾气，重新坐了下来。"这样吧，根据你刚才所述，我们给你做几个测试吧，看看你现在的情况是好是坏。这些测试你应该很熟悉。"最后一句现在听起来好讽刺！

果不其然，我认不出自己，就像前十几年我认不出其他人一样。真可笑！我自己竟然不认识我自己，这说得通么！

再次回到会议室，三个人都板着一张严肃的脸。"现在我们怎么办？"我打破了寂静，但是如我所想，换来的却是再一次的寂静。就这样仿佛过了很久，我说："我先走了，如果有想法了再联系我吧。"我知道，再坐下去也是无济于事！

我从外面轻轻关上门，没有去上班，而是回了家。因为是工作日，父母都去上班了，家里只有我一个人。脑子里一片空白，呆呆地坐在地上靠着沙发垫，一直到有人用钥匙打开了门。

突然打开的灯，让我不太适应，而妈妈被我吓了一跳。"哎哟！你这孩子，回家怎么不开灯。"接着，她发现我脸色不好，问："怎么啦？加班太累啦？""没有，我去洗澡了。"我径直走向卫生间，热腾腾的水汽不一会儿就充满了整个房间。但是这次，我没有擦镜子。

我躺在床上，已经快十点了，不想吹头发，也不想睡觉。两眼直勾勾地瞪着天花板，脑子终于开始试图为今后做打算，但是依旧没有任何进展。

浑浑噩噩地过了一周，这天杨大夫联系我，让我去找他，看来他们已经能给我一个解释了。

"阳阳，你这几天还好么？有没有别的发现？"说实话，我已经被这件事折磨够了，从头到尾！"还跟前几天一样，认不出自己，却分得清别人。"我无奈地笑，继续说，"让我分析一下，我吃了药之后，过了一段时间就开始好转，说明这个药是有效的。从我能看到别人身上的'肿瘤'开始算，大概是服药四个月左右，这时候也许是药物更高层次的效果吧我想。再来又过了大概四个月，也就是最近，我出现了上次说的症状，也就是认不得自己。但是奇怪的是，除了这一点，其他的还和之前一样，我的意思是，我还能认出别人以及那些'肿瘤'的影子。"杨大夫和博士相互看了一眼，证明了我的推论。我继续说："我虽然不是学医的，但是基本常识还是有的。就像安眠药一样，正常吃就是助眠，大量吃就是长眠不起！我现在的情况就是这样，刚开始管用，吃的时间越长，药物作用越明显，到现在，该是副作用体现的时候了……"

博士低头沉思，半天没说话。他心里应该正在纠结，该不该让试验继续？而我，也在纠结！

五　一切归零

"年轻人，以目前的情况看，我认为是时候终止试验了！其实我们在你身上已经获得了我们想要的，再进行下去可能对你我都没有过多的获益，尤其是对你！但还是和最初说的一样，一切的决定权都在你！"又是这样！真讨厌！"好吧，那我回去想想。"我敷衍了一句，踏出房门。

黑暗的环境是最适合思考的，至少对于我是这样。反锁的房门，黑暗的房间，配合着夜晚的寂静。我双臂环膝，将下巴抵在膝盖上。想想这大半年发生的事，好像一场电影，还是一部烂电影！我本以为我的生活就此全然不同，一切都会往好的方向发展。我能亲眼看见父母的皱纹，能主动结交新朋友，能做之前我想做但是不敢做的事情，更重要的是，我能用我的特殊能力去帮助别人，救人一命！但是代价却是如此之大……我抬起头，看了一眼屋里的化妆镜，真庆幸现在是晚上，不然又会伤心！

这一周以来，我从没照过镜子，从没看过有我的照片，不再自拍，不再合照，一点儿也不开心！

啊！这次的选择题真的好难！

第二天早上，我顶着熊猫眼走进办公室。"景阳，王姐找你。"什么？王姐回来上班啦？我快步向人事处走去，却和对面走来的王姐撞了个满怀。"哎哟！"两个人四目相对，笑而不语。她把我拉到休息室，一边冲咖啡一边说："景阳，谢谢你！你知道这句话有多大的意义。"我当然知道！"不客气，我只是碰巧而已，别放在心上，您健康就好。"说着，接过王姐的咖啡，手心里传来了久违的温暖。"我啊，以前就是对自己太严格了，总想着亲力亲为，大事小事都想一个人完成，不想麻烦别人。有时候一忙，连家都顾不上，更别提自己的身体了。"她有些哽咽，我拍了拍她的肩。"所以，我这次是来办手续的，我想休息几年，给自己放个大假。生病这些天我想了很多，人都是自私的，如果连你自己都不为自己考虑，谁还会真正心疼你？！身体是自己的，如果连一个健康的身体都没有，其他的都免谈！"她看了看我，"我能感觉出来，你和之前不太一样，我不知道你发生了什么，但既然发生了，你就要面对，就要承担！你是个聪明的孩子，我相信你能处理得很好。"

说完后，她冲我笑了笑，算是告别。而我，就傻傻地站在那里，直到手里的咖啡变得冰凉。

回到家，我破天荒给父母做了一顿超级丰盛的晚饭。其实我平常也是下厨的，不过这次的饭有些特殊意义。在饭桌上，我宣布了我的决定。"爸，妈，我不想再吃那个药了。"对面的两人显然被我的发言吓到了。"为什么？这不是好好的么？干吗突然就不吃了，是不是钱不够，要多少？妈给你。""当初吃也是你，现在不吃也是你，你当治病是闹着玩么？！"

我就知道会是这样！"您二老消消气，听我说完啊。"我把我的情况稍微做了修改，为了让他们接受起来更容易。经过一个多小时的讲解，终于接近尾声，"所以总结起来呢，就是我吃药之后虽然好了，但是博士那边因为想改良一下，所以不能提供了，就这样。"显然，我编了另外一个故事，一个合情合理的故事。

"那改了之后还卖不卖给你啊？他们没有存货啊？"面对这一连串提问，我真是又好气又好笑。"你们以为这是大白菜啊，还存货呢，真逗！""哎呀，那要是这样的话，也没办法啊。哎，那就只能这样了呗。"父母还在激烈地相互讨论，而我心里的石头算是落下了一些。呼……剩下的，就是朋友和杨大夫他们这边了。

第二天上班，我把昨晚的话又和毛毛说了一遍，当然，是同一版本。与父母不同的是，她没有任何疑问，但保证在药效消失之后会和之前一样继续帮我打掩护！

下班后，我到医院赴约。听了我的决定后，杨大夫和博士表示赞同，因为他们也不希望我继续去冒险。

心里的石头总算是落地了！

距离下一次服药的时间，哦不，是距离下一次该服药的时间还有两天。这两天，我还是照常工作，照常生活，但不同的是，我比之前更珍惜和每个人面对面的机会，我会努力记住他们的现在的样子。或许这并没有什么意义，但至少他们能永久的保留在我的脑海里。此刻，也许便是永恒。

药物残留的效果好像比我想的时间更长，大概十天左右，我才开始渐渐不再认识周围的人，镜子中的自己也开始慢慢变得清晰。

一切，又回到了原点！

六　你好，陌生人

今天，是公司新员工入职的第一天。我起得很早，梳洗打扮后，看着镜子里的自己。"今天造型 ok，出发。"简单地吃几口早饭，和父母道别后出了家门。

"早啊，毛毛。"远处走来的人，走路的姿势、穿着、妆发，让我脱口而出。"阳仔，今天又说对啦！点赞！"一路上，我和认识的人问好，就像之前一样。

办公室门口多了好多人，不用想就知道是来报道的新人。"大家准备一下，早会十分钟后开始。"对了，忘记介绍，今年，我升职为部门的副组长。

推开会议室的门，迎接我的是十几双紧张又兴奋的眼睛。我走到圆桌前，仔细看着面前的每一个人。

"大家好，我叫景阳，是咱们部门的副组长，以后有什么问题尽管找我帮忙，希望大家能有一个愉快的人生经历！"

"副组长好！"

你们好，陌生人！

点评

对"面孔遗忘症"（脸盲症）的解读，给人建立新的知识体系。

（本篇荣获专业组二等奖）

"药"眼的希望之光
——仿纳清

刘婕妤

新疆医科大学第六临床医学院

2068 年 8 月 2 日，T 国突然发生暴动，T 国的约翰斯总统被杀，新的总统是国际恐怖组织的头领马尼奥。T 国内的各国大使馆人员纷纷被杀，无一幸免，但让人感到奇怪的是，暴动发生后，T 国内没有出现反对的声音，群众都拥护这位新的总统。这让世界各国感到不安。不少国家纷纷声讨马尼奥的残暴行为，并暗中派遣精英前往 T 国。这些精英有的被杀，有的虽有幸回到各自国家，可人回来后没几天就心悸死亡，让人费解。T 国暴动刚刚结束，马尼奥就开始集结 T 国的军队攻打邻国，并在电视上扬言"要统治地球"，称"这个世界是属于他的"。

刘宇宁，中国特种部队的精英，这天，他被组织赋予了重任，秘密前往 T 国，暗中调查情况。"刘宇宁同志，之前其他各国都有派精英前往 T 国，可都是无功而返。现在 T 国的具体情况我们一无所知，这次派你前往 T 国，希望你能在保护自身安全的前提下，找到有效情报。这次与你一同完成任务的还有 M 国的费罗约以及 L

国的普菲斯，你们会分别前往 T 国，希望你们可以顺利完成任务。""是！保证完成任务！"

2068 年 10 月 5 日，刘宇宁到达了 T 国，映入他眼帘的，是人们目光呆滞地完成着各项工作，彼此之间几乎零交流。安静，没错，就是安静！机场里本该人群喧嚣，可这诡异的气氛让人感觉很压抑。他出了机场，手机上发来了费罗约和普菲斯的定位，于是上了一辆计程车，设定好目的地后，计程车就出发了。刘宇宁一路上都在观察 T 国的人们，他们的眼神都是空洞的，感觉没有自主意识，跟机场里的人们是一样的。不知不觉刘宇宁就到了目的地。下车后，他发现这是一家废弃的汽车修理厂，也是费罗约和普菲斯的藏身点。据他们描述，T 国的民众白天都是眼神空洞，彼此几乎无交流，但是行为都很有序，不会发生混乱；到了太阳下山，民众们就开始变样了，彼此会简单地交流，每晚都会聚集在各个酒吧，然后每个人发一杯酒，大家一饮而尽。脑子里没有亲人、朋友。"我们跟你说完你肯定还没有什么体会，太阳马上就要下山了，等下我们一起去酒吧，你看看情况就知道了，这里的人们像是被什么人操控了一样，都很木讷。"费罗约对着刘宇宁说道。"他们发的酒你们有尝过么？""没有，准确地说，只能说像酒，但是没有酒的气味，闻起来有种甜甜的味道。"普菲斯对着刘宇宁说。

太阳下山，霓虹灯亮起，街上出现了熙熙攘攘的人群，开始出现了少许吵闹声。大家都不约而同地走入了不同的酒吧。刘宇宁简单易容之后，迅速融入了人群。刘宇宁悄悄把他们发的"酒"，装进了密封的小瓶子里。回到住处后，刘宇宁向组织汇报了此事，"刘宇宁同志，你提供的信息非常有效，请你去 T 国中心广场三楼的'尼克男装'，找韩进教授，接头暗号是：今天下雨么，伞在拐角处。把你手上的东西交给他。""是！"

中心广场，人头攒动，却异常的安静，诡异的气氛让刘宇宁感到压抑，他走进"尼克男装"，店内只有一位头发花白的老人，刘宇宁走上前去，压低声音说道："今天下雨么？"老人很有深意地看了刘宇宁一眼，缓缓说道："伞在拐角处，跟我来吧！"只见老人打开试衣间的门后，轻轻按了一下门锁，一间密室映入眼帘。"说吧，组织让你来找我，想必是你拿到了什么有用的东西，给我吧，让我看看。""这里的人们太阳一下山就会主动前往酒吧，他们在喊完口号后会一起共饮一杯类似酒的液体，这是我带来的样本，麻烦您了！"老人则说了句"三天后的这个时候你过来取结果"。然后刘宇宁悄然离开了中心广场。

等待结果的这三天，刘宇宁每天白天都会在街上观察，他发现了一个现象，就是每天都会有人莫名其妙地突然倒地身亡，然后会有一辆黑色面包车把人拉走，这辆车没有车牌，无从查起。第三天，刘宇宁如约前去见老人，也就是韩教授。韩教授说："这个液体看似饮料，但实际上并不简单，我发现这个液体给小鼠喝完后，白天的时候，小鼠异常地平静，而太阳下山后，小鼠开始活跃，甚至有些暴躁，这跟街上的人群是同样的症状。还有一点就是，没有接着喂液体的小鼠第二天白天抽搐死亡，而继续喝液体的小鼠目前体征都正常。我还需要一些时间，去分析它的具体成分，请你先回去向组织报告吧，我有了结果，会联系你的。""好的，那我就先走了，这是我的联系方式，有结果了，随时打给我。"说完，刘宇宁转身离开了。

回到住处后，刘宇宁拨通了加密电话，向组织报告了发现，"刘宇宁同志，你的发现很重要，请务必配合韩教授尽快查出液体的成分。""是！"

实验室里，韩教授在分析小鼠的死亡原因，从解剖学上来看的话，小鼠是心悸而亡，心脏停止跳动。可再想，为什么会突然心悸呢？继续喝液体的小鼠为什么就安然无恙呢？这让他陷入了沉思。到了傍晚，他突然有了一个想法，开始研究小鼠的基因，结果有了惊人的发现，小鼠的 LSD1 基因和 GAT.1 基因被敲除了，这个基因是影响小鼠的记忆、情绪和行为的。有了这一发现，又研究了还活着的一只小鼠，发现它的这两个基因被替换了，但是被替换的基因是什么他也不清楚，还需要基因方面的专家来指导。苦苦等待一个月的刘宇宁，终于接到了的电话，"小刘，我有了一些发现，你明天来我店里。"说完就挂了电话。第二天，刘宇宁如约而至，韩教授说："这个液体是什么我还没有研究出来，但是我已经知道为什么那些人会突然倒地死亡。""为什么？"刘宇宁不禁好奇地问道。"我用来研究的那两只小鼠，有一只因为没有继续喝到那个不明液体，第二天就心悸死亡了，其实是因为它的两个基因被敲除了，这两个基因正好是用来影响人的行为、情绪和记忆的，而喝了的那只却还好好地活着。这说明，那些人死亡的原因很可能就是因为他们没有按时喝到那个液体。""可只是两只老鼠，这并不能说明什么啊，万一本身就是那只死亡小鼠的自身问题呢？""你说得对，我也考虑到了这个问题，所以我就花了一个月的时间，用了上百只小鼠，就是想证实我的猜测，结果，没有喝液体的那组小鼠，全部都死亡了，而且死亡症状一样，LSD1 基因和 GAT.1 基因都被敲除了，而每天按时喝到液体的那组小鼠，虽然还活着，但是跟之前的那只一样，这两个基因被其他的基因替代了。""替代这两个基因的是什么？""还不清楚，我在基因这方面不是顶级的专家，我希望你能想办法把液体送回国内，让国内的基因方面的顶级专家研究一下。我会继续研究这个液体的成分的。""好的，那我就先回去向组织汇报此事，您辛苦了。"说完，刘宇宁就准备走了。"对了，目前为止都只是小鼠的实验数据，如果可以，我希望你能帮我找到死者的血液和唾液，以便我能够更直观的研究。""好的。"说完刘宇宁就离开了。

回到住处，刘宇宁向组织汇报了此事，组织要求将要送回国内的液体样本交给费罗约，他会送回国内的。于是，在刘宇宁交给费罗约的当天，费罗约就离开了住处。挂断视频，刘宇宁在想，怎么样才可以悄无声息地搜集到死者的样本，光是死者的血液和唾液，如果没有活人的样本对比，也没有什么意义吧。思考了很久，刘宇宁找来了普菲斯，将自己的计划告诉他，希望他能够配合自己完成样本的采集，而且越多越好。普菲斯告诉他："你应该也注意到了，那辆黑色没有牌照的运尸车，我这段时间一直在跟踪它，我发现，这样的车子其实不止一辆，他们把尸体运上车之后，会统一运到一个秘密基地里，那里由专人把守，进出的人员都需要虹膜扫描识别，一般人如果硬闯，会直接被枪毙。如果我们要进去的话，恐怕非常困难，需要好好筹划一下。"

在刘宇宁筹划期间，T国的周边邻国开始陆续出现了被统治的现象。组织主动联系了刘宇宁，要求他加快调查的速度。这天刘宇宁和普菲斯通过简单的易容，走在街上，他俩的距离相差不远，突然，刘宇宁捂着胸口倒地，黑色面包车开了过来，司机下来准备把刘宇宁拖上面包车，与此同时，普菲斯悄悄躲进了驾驶座，司机刚把刘宇宁拖进面包车，刘宇宁猛然睁眼，吓了司机一跳，就在这个瞬间，刘宇宁抓住机会，一拳砸到了司机的胸口，司机当场晕死了过去。刘宇宁二人就把司机藏在了车底部。普菲斯把车慢慢地开着，他发现面包车的活动范围是被圈定的，每辆面包车上都有自动设定，如果出了这片区域，就会发出警报。刘宇宁拿出设备，扫描了司机的双眼，1分钟之后，一层薄到几乎看不见的生物膜被制作出来，刘宇宁把它覆盖在了自己的眼睛上，如法炮制，他也扫描了司机的双手和双脚，做好这些后，刘宇宁又易容成了司机的模样，普菲斯和刘宇宁就互换了位置，普菲斯抽取了司机及车上所载死者的血样。很快，车就开到了基地的门口，车被挡住，刘宇宁下车，扫描虹膜，搜身，检查车内尸体，做完这些之后，基地的成员就顺利地让刘宇宁开车进入了。进入基地怎么走完全不需要操心，路程都是提前设置好的，刘宇宁关心的是，基地里究竟还有什么。卸下尸体，刘宇宁和普菲斯分头行动，普菲斯溜进基地内部观察情况，刘宇宁在搬运尸体的时候，悄悄采集样本。十分钟后，两人会合，将面包车又开回了原定的区域。这个时候，司机已经醒了，刘宇宁对他说："如果你想活命的话，你最好老老实实的，我问什么你答什么。"司机苦笑着："你以为你这样说，我就能安然无恙地活着么？我们如果喝不到'烈焰'的话，明天我就会死。""烈焰？你说那个液体叫'烈焰'？这个'烈焰'有什么作用？它到底是什么东西？""我不知道它有什么作用，更不知道那个里面有什么，我只知道我每天必须要喝它，如果不喝就会死，街上的这些人都是因为没有喝到'烈焰'才死的。"说完，司机仿佛已经看到死亡的到来，目光无神，充满绝望。"我可以给你'烈焰'，让你活着，但是你不能回你的基地去，只能跟我们待在一起，你愿意么？"司机呆滞的目光一下变得明亮，没错，他想活，他想堂堂正正地活着，虽然自己已经被"烈焰"控制，但他还年轻，还不想死。"我愿意，只要让我活着，我可以配合你们。"刘宇宁和普菲斯对望一眼，给司机带上了黑色头罩，带回了住处关了起来。之后的一个月里。刘宇宁和普菲斯每天都照常上街搜集样本，然后用来做实验分析。这天，韩教授终于有了重大的发现，"烈焰"里含有一种世界上极其罕见的病毒，R91病毒，这种病毒能够吞噬决定行为、情绪和记忆的基因，之前小鼠身上的基因被敲除，这些死者的身上的基因被敲除都是很好的证明。可是，马尼奥的基地组织研究出来的烈焰，仿佛没有那么简单，它不单单可以吞噬基因，它自身还携带了其他基因去填补被吞噬的基因。"刘宇宁，组织那边有没有消息，替换上去的是什么基因？作用是什么？""还没有，不过您的发现很重要，我现在需要赶紧回去向组织报告此事，向组织请示下一步的行动计划。"刘宇宁回到住处，向组织汇报后，组织要求他转告韩教授，"尽快找到对抗R91病毒的药物，不能让这种病毒继续被马尼奥的基地组织无限利用下去。还有，关于关心的替代基因问题，我会再去研究所确认一下结果，之后再跟你联系。""是！"刘宇宁对着视频那头敬礼之后，对方就下线了。

　　韩教授夜以继日地研究，却始终找不到对抗R91的病毒。可是时间不等人，T国周边的国家有很多都已经被马尼奥所控制。一个月之后，组织那边有消息了，为了确保消息传递的准确性，组织要求刘宇宁把韩教授接到了他的住处，"韩教授，刘宇宁同志，你们好，这位是我国基因领域最优秀的专家——王院士。他有了重大的发现，下面让王院士给大家详细地讲解一下。""各位好，我发现组织交给我的这份液体里含有一种病毒，也就是之前韩教授发现的R91病毒，可是这个病毒有些与众不同，那就是它自身还携带了两种基因，这两种基因是专门用来替补被吞噬掉的基因的。可是，这两种基因是被人编写了的，不是我们身体里本身就有的原始基因。我想，身在 T 国的二位，应该在这方面有更深的体会，被植入了编写好的基因，人就会不听使唤，仿佛行为、思想等都被控制了，跟之前有很大的不同。这种编写好的基因生存期很短，一般在 24 个小时左右会消亡。我用了很长的时间在研究，为什么这个编写的基因消亡了，人就会心悸而死，最后我终于知道了，那就是，马尼奥那边的科学家编写了一条编码，这个编写好的代码如果消亡，那就会启动它的最后一个作用，简单地说就是命令心脏停止跳动、停止供血。所以人们需要每天都去喝烈焰，以保证这个编写基因的完整性。"基因编写虽然过程复杂，但我们有没有可能自己编写一个替换它？"韩教授问道。王院士回道："就目前来说还不太可能，就像我之前说的，一旦它消亡，或者使基因链断裂，它就会启动令心脏停止跳动的命令，人就会死去。我想我们应该从怎么样阻止这个编写基因替代原始基因的方面下手。"王院士说完后，大家都陷入了沉思。

刘宇宁打破了这份安静，"如果不能从基因方面下手，那我们能不能从病毒下手。如果人们不被 R91 病毒感染，原始基因就不会被吞噬，那这个编写的基因是不是就可能没有任何作用？""小刘同志说得很好，但是这需要时间，目前世界上没有任何一种药物能够对抗 R91 病毒，要不然马尼奥他们也不会这么的肆无忌惮。"韩教授说完后，组织的领导说："韩教授，请您务必找到对抗 R91 病毒的药物，这边也会继续请王院士尽力寻找药物，希望我们能够尽快找到解决的方法。"

韩教授回到了店里，就一头扎进了实验室里，他在想，普通的病毒都有自限性，就算不去杀死它，过段时间病毒也会自己消亡，可这个 R91，虽然也是病毒，可是它自然消亡的时间是多久呢？如果只是有 R91 的吞噬，没有替代基因的话，那人们会不会一直都是痴痴傻傻的呢？这些问题都萦绕在韩教授的心间。思考良久，韩教授决定从了解 R91 病毒开始，他翻阅了大量书籍，查阅各种文献，都没有找到能够对抗 R91 的好方法。时间一天天过去，转眼间就过了 3 个月，在这期间，韩教授没有出过实验室，每天都是刘宇宁来给韩教授送饭，韩教授累了就躺一会，睡不到 4 个小时就又起来开始研究。这样日复一日的，原本精神的韩教授，现在就像一个邋遢的小老头。这天，正当刘宇宁打扫韩教授的餐桌时，韩教授大叫一声"有了！"吓了刘宇宁一跳，饭盒里的汤汁都溅了出来。"哈哈哈哈哈，终于让我找到了！"韩教授高兴地大笑起来，不知道的人还以为韩教授是个疯子呢。"小刘啊，你快来看，这本书上写到在 P 国，本来正常的人，突然就会变成痴痴呆呆的样子，行动不便，目光呆滞，这种案例虽然很少，但是你看这个症状是不是跟被 R91 病毒感染的人的症状一样。"刘宇宁看了一眼书名，是他没有见过的，而且他连 P 国都没怎么听过，便说道："韩教授，这个 P 国我都没怎么听说过，而且这个书看起来破破烂烂的，靠谱么？"韩教授一听刘宇宁说这话，立马严肃起来，"首先，P 国是真实存在的国家，虽然它很小，但你不能否定它的存在，其次，这是一本科学杂志啊，虽然年代久远了一点，但还是有可信度的。"刘宇宁一听韩教授这么说，就又问道"那书里有没有提到怎么治疗？""这个还没有，我想我们应该去趟 P 国了，我想亲自去看看。"刘宇宁向组织报告了此事之后，没几天就安排他们去了 P 国。一到 P 国，刘宇宁的第一感受就是，这里跟 T 国完全不同，这里的人们眼睛是有神的，人们都是很热情的，刘宇宁和韩教授上了计程车，去往酒店的路上，向司机打听起来："司机先生，我们是来看望亲人的，他也刚移民到这里不久。他说他家孩子本来特别正常，结果突然就痴痴呆呆的了，让他焦急万分。你们这边有没有什么好的医院给推荐一下啊，我建议他去。"司机师傅说"突然的么？以前我们这边也有这种孩子，本来都好好的，但是突然就不行了。不过现在好了，我们国家出生的孩子每年都会去打针，叫个什么来着，好像是什么洛韦的，反正打针了之后，这几年就再没有听说过这种孩子了。"韩教授一听，什么洛韦？那岂不是抗病毒药么？为什么他没有听说过哪个抗病毒药物能够对抗 R91 的呢？到了酒店，韩教授放下行李就和刘宇宁去往了当地的医院，向医生讲述了病情之后，医生说，"我很抱歉，你亲人家的孩子如果已经痴呆了，那就算打针也没有效果了，如果他们能够在发病之前来，一针阿昔洛韦就能够搞定的。""阿昔洛韦？"韩教授惊讶地问道，"这个药不是很早之前就被淘汰掉了么？""是的，这个药确实很早之前就被其他的抗病毒药物挤出了市场，消失在了大众的视野之内，可是我们这里是个小国家，经济水平有限，所以用不起新药物。而且新的抗病毒药物对这种痴呆的患者并没有作用，只有阿昔洛韦是有效的。"韩教授恍然大悟，谢过医生后就离开了。回到酒店，韩教授对刘宇宁说道："我终于明白马尼奥为什么会肆无忌惮地使用他的'烈焰'了，他根本不怕我们找到治疗 R91 病毒的方法，只要我们一天找不出替换基因的办法就一天赢不了他。""韩教授，不要那么灰心，至少我们现在已经有了很重要的发现，我们先回去报告组织，然后看看王院士有没有什么新的发现。"一周后，刘宇宁和韩教授就回到了 T 国。费罗约来机场接二人，"咱们快回去吧，王院士有了重大发现。"

　　到了住处后，与组织接通视频，"韩教授，辛苦你们了，但是时间紧迫，王院士有了新的发现。""各位好，我发现这个编写好的替代基因的替换方法。经过这么长时间的研究，我们已经破解了这个编写的基因，我发现，只要把命令心脏停止跳动的编码稍稍改动，不喝'烈焰'也可以继续生存下去。但是如果没有原始基因的复制品链接基因链的话，人会一直痴呆下去。我们现在正在研究原始基因，准备编写一个一模一样的替代基因让人们能够恢复正常的生活。"王院士说完后，韩教授站起来说道："王院士，您的这个发现实在是太好了，我和小刘在 P 国了解到，他们那里以前就总是会有人突然从正常人变得痴痴呆呆，后来他们每年都打一针阿昔洛韦，这种现象就几乎没有了。我发现，早就被我们淘汰的药物对这个 R91 病毒有着奇效。每年只需要打一针，人体就会对 R91 产生抗体。可是，在他们国家，之前被感染了 R91 病毒的人们，这一生就只能痴呆，靠别人的照顾走到生命的终点。如果能够解决基因问题，那马尼奥的阴谋就不可能得逞了，被 R91 感染的人也有救了。""好！非常好！两位专家分别在自己的领域有了重大的突破，我们离取得胜利又近了一步。首先，阿昔洛韦能够对抗 R91 病毒的事情我方会向其他各国告知，让目前还没有受到迫害的国家能够免于这场没有硝烟的战争。其次，我们各国会通力合作，把含有改写好的替代基因的药品分发下去，让人们的生命不再受到威胁。最后，我们会尽快研究出原始基因的仿制品，让人们恢复正常的生活。"

5 天后，刘宇宁收到了替代基因的药品，为了不引起怀疑，这个替代品的颜色和"烈焰"一模一样，他给之前的那个司机先喝了点并告诉他，他可能有一段时间会痴痴呆呆，但生命再也不会被威胁，而且原始基因的仿制品一旦研究成功，他就可以正常的生活下去了。司机很感激刘宇宁。到了傍晚，刘宇宁、费罗约和普菲斯三人悄悄埋伏在酒吧的后门，他们看到运送"烈焰"的车停在后门，趁着基地分子搬运"烈焰"期间，刘宇宁三人偷偷走到他们身后，打晕了他们，把真"烈焰"换成了假"烈焰"，做完这些后，三人消失在了酒吧后门的巷子里。第二天傍晚，他们三人又去了另外一家酒吧，如出一辙地做完这些之后，三人就消失了。就这样一个月过去了，去酒吧的人越来越少了，这引起了马尼奥的注意，他派手下的亲信曹西力秘密调查此事。"报告马尼奥大人，我们生产的烈焰完全没有问题，但是我发现没有去往酒吧的那些人并没有死，而是变成了痴呆，这一定是有人在背后搞鬼。其他的我还在继续查。""看来咱们的烈焰已经被某些人破解了，能做到这些的，肯定是背后有个强大的国家在支持，去看看，T国这边有没有中国人。"说完之后，曹西力就退了出去。经过一番排查，曹西力盯上了刘宇宁和韩教授。这天，曹西力带着一行人来到了韩教授的男装店，韩教授一看，心里大概猜到了，这伙人来者不善，幸好他提前有所准备。"请问各位是想买衣服么？"韩教授就像其他喝过"烈焰"的人一样，眼神冷漠、没有感情地问道。曹西力仔细地盯着韩教授，仿佛想从韩教授眼里看出什么，良久，曹西力说："我要做套西装。""好的，稍等。"韩教授就开始测量起曹西力的尺寸并且认真记录，这期间韩教授一句话都没有说过。"一个月之后，请来试西装，如有不合适的地方，要进行再次的改动。"说完就不理会曹西力等人，自顾自地坐在柜台里，眼神望向店外。曹西力虽然有怀疑，但是又看不出韩教授哪里有异常，他使了个眼色，叫手下的人把韩教授门口的花瓶踢碎了。花瓶碎裂的声音在安静的中心广场里显得特别的刺耳，但是韩教授依然没有任何反应，没有变化，曹西力这才半信半疑地离开了。不过他没有走远，躲在远处张望着韩教授的店，直到保洁员走过来面无表情地把地上的花瓶碎片收拾干净之后，他才放下疑心离开中心广场。当曹西力离开之后，韩教授赶紧进入秘密实验室，拨通了刘宇宁的电话，"小刘，我想我已经被马尼奥那边的人给盯上了，你也要小心。"说完就挂断了电话。刘宇宁听到韩教授这么说，就预感到自己恐怕也已经被他们盯上了。果不其然，去完韩教授那里的曹西力就带人来到了刘宇宁待的汽车修理厂。刘宇宁看都不看他们，自顾自地拆解着报废汽车上的零件。曹西力的手下各自散开，开始搜查每个角落，看看能否搜出什么有力的证据，证明刘宇宁是个正常人，证明他没有喝"烈焰"。结果一群人一无所获，无功而返。这让曹西力很是不爽，"派人24小时盯住这里，还有中心广场那个也要盯住了。"曹西力冲着手下的人说道。夜晚，刘宇宁跟着人群来到了酒吧，趁着人多他甩掉了跟踪他的人又返回了住处，接通了视频将他和韩教授被马尼奥基地组织盯住了的情况上报给了组织，组织命刘宇宁想办法和韩教授一同撤离T国，返回国内继续研究仿制品。正在曹西力的手下四处找寻刘宇宁的身影的时候，刘宇宁又悄然地回到酒吧，故意出现在他们的视野里。

"费罗约、普菲斯，我和韩教授已经被马尼奥那伙人盯上了，组织命我和韩教授尽快撤离，你们应该也已经察觉到了，他们的眼线就在修理厂的外面，我需要你们的配合。"刘宇宁将计划告诉了二人后，他们共同商量出了一个周密的计划。第二天一早，刘宇宁就拨通了韩教授的电话，并将撤离计划告诉了韩教授，韩教授说："我实验室里的一些数据我得整理后带走，这可能需要些时间。给我两天时间，两天后，我们行动。"

两天后，假扮成保洁员的普菲斯来到了韩教授的男装店，普菲斯找到了一个曹西力那伙人的监控死角，经过易容，韩教授变成了普菲斯，普菲斯变成了韩教授，并把伪造的普菲斯的护照给了韩教授，就这样，韩教授顺利地离开了男装店，脱离了曹西力那伙人的监视，迅速赶往了机场。刘宇宁这边也是非常的顺利，费罗约假扮成刘宇宁，而刘宇宁假扮成费罗约，悄然离开了修理厂。二人在机场会合，顺利地通过边境检查，坐上了飞回祖国的飞机。

曹西力观察了几天，总觉得有哪里不对劲，等他反应过来的时候，刘宇宁和韩教授早没人影了。"废物！让你们去盯人，你们居然都盯不住！都给我滚出去！"马尼奥气急败坏地吼道，"这下好了，我们的计划恐怕会受到干扰了，让马博士加快研究，尽快寻找替代品。"曹西力立马应了马尼奥后就退出了房间。

刘宇宁和韩教授下了飞机后，就看到两个人向他们走来，一个是刘宇宁的上级领导，一个是王院士。"刘宇宁同志、韩教授你们辛苦了，快上车吧，咱们车上说。"刘宇宁的上级领导说道。随后一行人就上车前往药理研究所。

"韩教授，我们已经离成功编写原始基因仿制品很近了，我相信再过不久，我们就可以成功研制出原始基因的仿制品，只是仿制品在内体的效果可能还需要您来证明了。"王院士说道。"没问题，咱们这是跟时间赛跑，只有抢在马尼奥他们之前研究出解决办法，咱们才有可能真正的获得胜利。"韩教授意味深长地说道。

到了研究所，王院士带着韩教授来到实验室，"韩教授，您看，这是我们现在编写的仿制品，跟原始基因还相差几个编码。"王院士向韩教授介绍，"今天您刚下飞机，就和小刘同志先回去休息吧，我们这边有了进展了会去通知你们。"

就这样，又过去了半个月，这天阳光明媚，刘宇宁刚在操场上锻炼完身体，就接到了前往药理研究所的通知，他立刻开车前往。"各位同志，经过不懈的努力，我们终于将原始基因的仿制品编写成功了，接下来，就需要研究怎么样才能够使这个基因到达准确的靶点，这部分工作就需要韩教授主持了。"王院士欣喜地说道。"各位同志，我一定尽我所能，尽快将药品研制出来。"韩教授向大家郑重地说道。

接下来的一个月，韩教授没有出过实验室一步，他把自己关在实验室里，寻找各种方法使原始基因仿制品能够迅速、简单、方便地、完整无缺地到达指定靶点发挥作用。这天，韩教授看着窗外思考，他看着窗外被微风拂过的大树，突然有了想法，自言自语道："对呀！只要微粒够小，药物就可以飘浮在空气中，随着人体的呼吸被吸入体内，只要我们将药物的粉末洒向天空，就可以解决问题啊！"说完这些，韩教授就开始在电脑前查阅各种资料，最终他决定制作一款世界上个体最小的药品，纳米级的药品。韩教授选用了对人体呼吸道没有刺激的载体，将原始基因的仿制品嫁接上去，并给这个药品起名叫作"仿纳清"。韩教授开始用大量的小鼠做实验，实验效果出奇地好，于是向组织报告了此事。我国政府和 P 国领导人沟通后，决定先和 P 国合作，将研究出来的"仿纳清"投向 P 国，让 P 国深受 R91 病毒感染的人康复起来。

这天 P 国的广场上聚集着很多人，都是亲属带着自己突然痴呆的家属来的，天空中飞过几架小型喷洒机，将药物投向了广场上空，过了大约 3 个小时后，痴痴呆呆的人，有些眼神开始恢复清澈，再也不是黯淡无光；有些开始说话，呼唤亲人的名字；有些从轮椅上下来，自主走路，拥抱亲人，广场上的人们喜极而泣。看到仿纳清的效果如此之好，我国决定向受害地区全面推广。马尼奥知道了这一消息后，知道自己已经是强弩之末，一气之下杀了马博士，开始了自己的逃亡生活。T国的上空每天都盘旋着喷洒药物的小型飞机，越来越多的人开始恢复正常，人们开始寻找家人，寻找朋友。T国的将军之前被马尼奥控制，现在的他再也不用害怕"烈焰"的威胁，他集结军队，重整队伍，开始了对马尼奥的通缉。T国的周边邻国也因为有了仿纳清而恢复了正常的生活。

一天清晨，刘宇宁和韩教授受邀再次来到T国，T国不再像之前一样死气沉沉，T国出现了一副欣欣向荣的景象。二人来到废弃的修理厂，看到了那个司机，此时的他已经恢复正常了，他经营起这家汽车修理厂，日子过得很充实，看到刘宇宁后，他很激动地握住刘宇宁的手说道："谢谢你，真的，是你救了我，我无以为报。"

仿纳清的出现结束了这场没有硝烟的战争，拯救了被R91感染的人们，也开拓了基因编写的新领域，让人们对疾病不再那么畏惧，那么无能为力。新的药物不断被研究出来，但是老的药物不代表就一定要被淘汰，也许他们还有其他的作用等待着我们去开发，去利用。

点评

故事构思严密，情节紧凑，推进合理，想象符合逻辑。

（本篇荣获专业组二等奖）

原来，我喜欢的是你
最初的样子

王丽梅

一汽总医院临床药学部

何扬和唐雅相识两年后结婚了，结婚后的第三年生了一个男孩。然而，说实在的，他们过得并不幸福。这些年里，唐雅一直觉得遭遇了家庭冷暴力。

何扬从小生活在小城市，他家的祖祖辈辈似乎都不善于表达爱情。在他的印象中，爷爷奶奶就像"邻居"一样生活在一起，偶尔有几句交流，似乎看不到爱情。然而，爷爷去世的第二天，奶奶再也站不起来了，何扬觉得这是爱。印象中，爸爸并不爱他，直到他上了大学带着哭腔跟爸爸说要调专业，爸爸是他居住的小城市的一名公务员，动用了各种力量帮助他千里迢迢地去联络调换专业的事情，他觉得这是爱。而唐雅对这样的爱并不能认同。她认真地以为，她和他没有心灵的契合点，她达不到他心灵和思维的高度。于是这个家庭，包括这个年轻的爸爸何扬，年轻的妈妈唐雅，还有他们那个不到两岁的孩子，就构成了这样一个闷声不响的仅仅是合作性质的闭环。

唐雅常常幻想爱情，她甚至找到心理医生咨询，爱为何会伤人，质疑婚姻里是不是应该有爱情。甚至总是会拿出网上的某张老头和老太牵手走在路上的照片问同事们，你觉得这是爱情还是亲情。唐雅认为他们之间是爱情；而何扬常说他们之间只有责任，最多可能有亲情。

何扬很苦闷，他觉得孤单；而唐雅也觉得孤单，甚至更多地觉得冷。压抑的感觉更别提了，何扬觉得自己的内心很丰富很强大，可是他无法停止思考，思考人生，甚至，甚至是思考万物。表面上，他看起来若无其事，倔强代表了他的方向，却没有任何温度。唐雅觉得对爱情依然是渴望和期盼，她总想人应该有个梦想，最起码有人爱，有事做，有所期待。她看到网上歌颂和描写爱情的散文或诗歌会潸然泪下，她听到那些网红小情歌会感动得泪流满面。人就是这样，越是固执，越是坚定的走向他们认定的路，也就越是哭着、埋怨着、喘息着、看着自己的艰辛，越是无所畏惧！

事情总不能始终走向一个极端。何扬思考了很久很久，他喝了很多酒，带着哭腔和尴尬的笑脸找唐雅聊，聊初恋，聊对尊重和理解的定义和渴望。说起来，他似乎可以去往和停在时间轴的任何一个地方，他是学霸，可以很容易学会很多东西，可以站在无限高的思想高度上趾高气扬。然而，这通聊天下来，唐雅只是默默地理解为，尊重也许就是置之不理，是承认"它"的客观存在，是放任，或是别的……显然这一次，又没有谈拢。

一个月后，何扬还是默默无语，而唐雅采取了行动，她受不了内心的煎熬，在心理治疗师和医生的建议下，她服用了一种叫"BALLBOM"的药物，这种药物是用来改变人体细胞的情绪的，是细胞所拥有的真实情绪。

在这个时代，生命科学已经深入到细胞和分子层面很久了，很多所谓的分子水平的调控，被证明是对细胞情绪的调控，是情绪这样一种无形化的东西有形、有序的体现。情绪是无形的，而且拥有它的人或任何生命，都是无形的。在这个时代，人真的是无形的，更空灵，更抽象，是力量、情绪、意识、意念、感受等很多东西的集合体，而人的这些无形的东西都被装在"皮囊"里，这是一种高等生物对无形世界的恐惧，对无形事物的掌控手段和方式。于是，人所谓的有形，在不同认知角度的人的眼里被看成了各种不同的样子，各种不同的感受。说到底，人类社会的发展也许就是对无形事物有形掌控的持续发展过程。

而情绪，其实是以细胞甚至更小的生命单位为基础发展起来的，作为物质外在表达方式的每个细胞，都在创造，在创作，创造属于自己的自由。所以从某个角度来说，每个人，无论性别如何，都是一个母体，而构成他的那些无形的东西，以及所谓有形的细胞和构成细胞的分子基础们，都是这个母体的"孩子"，他们每个部分都有可能被偏袒，被看重，被意念倾斜，他们每个部分都有情绪，有情感，有情结。

于是，这个时代的药物都在细胞的情绪层面去进行调控，调控遗传物质表达的灵活度和自由度。药物可以被输入各种情绪，比如输入"A"这样的情绪，去调控单个细胞或细胞群们的"–A"的情绪，通过上游的调控，让某些蛋白质表达成预想的样子，从而实现全身的调控。

最初，这种药物投入临床的时候是为了治疗肿瘤，让那些癌变的细胞通过情绪调控，通过对机体周围环境的其他细胞性格和情绪的认同和理解，实现有序有限的发育停滞或情绪同质化。参与并实现自体细胞情绪认同的药物已经非常成熟。如今，这种药物用在心理调控层面，更趋向于将所有细胞经过情绪同质化处理后，再拔高一个层面，奔向另一个个体的情绪认同，从而解决婚姻或感情中两个人无法认同、尊重和理解的问题。

唐雅接受了这种被动的调控和治疗，为了达到何扬的思想高度和境界，为了让感受和心绪能够更加契合何扬的心灵，为了维系这段婚姻。这不是毒药，她反复告诉自己，她知道，作为母体的细胞集合体，她必须通过这样的对全身细胞的调控，让心灵去感受到爱，为了满足自己对爱的渴望，为了自己心底的期盼，也为了释放和解脱。唐雅使用了这种药物，这种药物的效果也的确很好。然而，她要承受自身所有细胞在情绪层面被调控后物质层面的改变，要承受被"撕碎"的痛，她要被改变，被迫成长，被迫走向另一个人的心灵和情绪高度。这种药物的副作用，就是哭泣。

无论是不是告别，唐雅慢慢地收获着，理解着，她接受着改变。第一步就是所有细胞被情绪同质化了，然而无形的个体虽然被迫有形化，很多无形的干扰因素，强烈地拉动着这种情绪同质化的过程，她更加纠结，更加迷茫，更加不明朗了。她那些无法实体化为细胞的东西，也在哭泣。情绪同质化的过程，在实体细胞上深刻地表现着，DNA、RNA、蛋白质每天都在改变着，趋同又分崩离析。但最终，还是趋同。

经过大半年的用药，唐雅终于在细胞情绪趋同的基础上，实现了与何扬固有情绪一定程度的共鸣，情绪共鸣的折射，便是这两个人越来越像，对事物的认同，越来越趋于一致，然而唐雅总是觉得很难过，很沮丧，她为了家庭做了太多的牺牲，只为了维系这一段婚姻，然而她收获了什么呢？又或者说，他们两个人的情绪和感受一模一样的结果，会不会像照镜子一样，连很多无形的、无法名状的东西都要无限相似呢？唐雅有时很恐惧，但理解和认同，让她舒服很多，她认为这就是"爱"。

何扬从来都不对唐雅的改变做任何评论，他总是很忙碌，每天很晚下班，还是交流的很少，也许唯一的改变就是他们两人都可以试着放下自己和放松自己的心情，坦然面对家庭与责任吧。其实平心而论，唐雅一直觉得何扬除了爱孩子，还是不爱她，什么是爱，为什么对爱的定义在逐渐清晰之后又变得模糊了呢。现在，她认同他说的，婚姻里没有爱情，只有责任，或者说只有亲情。她也逐渐认同，岁月的年轮像车轮一样碾压后，留下的最多只有灰白和斑驳，没有色彩斑斓。何扬跟他父母的关系不好。唐雅在经过药物的情绪认同的改变以后，却也开始无法认同她自己的父母，甚至认为他们都是自私的，思维和思想境界简直无法交流。她曾经最爱爸爸和妈妈啊！

可是，为什么，两个人的婚姻还是这么尴尬？还是找不到彼此心灵的契合点呢？

终于，唐雅发现了问题的所在。

何扬，其实也在改变，他开始相信爱情，他不再像以前一样，是个爱情和婚姻里的悲观主义者，以前他会认为夫妻间应该忽略优点并且互相看到缺点然后无限容忍，而现在他认为夫妻间应该看到优点并无限放大，他看到了妻子的优秀和上进心，他希望填满妻子心灵的空虚并试着去爱她的爱好和走进她的心灵世界。其实，何扬也在服用药物，跟妻子服用的是同一种药物，药物把何扬的实体细胞的所有情绪都投射为妻子原来的情绪所表达的样子，那种对爱情充满了期盼和渴望的样子。当然，他付出的代价，也是哭泣。

最终，这两个人，变成了对方的样子，却还是以前的两种样子，还是两个极端，但是在从"A"迈向"-A"的过程中，大家都知道了到达最低点的那种渴望和期盼，也知道了站在最高点的纠结和压抑感。

也许，这就是药物带给我们的成长和心灵历程，自体细胞的所有感受和情绪都趋于相同，然后去寻找与另一个人相同的情绪和思维高度，有形的世界，承受了太多无形的压力。唐雅为了何扬变成了何扬的"样子"，何扬也为了唐雅变成了唐雅的"样子"，也许，对于他们来说，追逐爱情以及爱情本身已经不重要了，重要的是，他们各自为了爱对方，变成了对方的样子，虽然不知道未来的路是什么样子，但是这颗心，凝聚了更多，也愿意付出更多。

也许，这就是爱情本来的模样吧。

也许，人们相爱的本质，就是因为，我喜欢你，喜欢你最初的样子……

点 评

设计巧妙，主题新颖，不落俗套，通过生物技术体现人文关怀。

（本篇荣获专业组三等奖）

因你而生

杨天硕
山东中医药大学附属医院药学部

一

九月二十六日，家明再熟悉不过的那双温暖厚实的手渐渐变得冰冷，冷得刺骨，冷得麻木，冷得痛彻心扉。那一晚，祖父永远地离开了家明。

家明，医科大学三年级硕士生，导师口中"40年教学生涯中遇到的唯一一个优秀学生"。他一心希望能够通过一己之力解决他所见之人的健康问题。而在面对祖父疾病时，他看到的是四个字——无能为力。

祖父的病来得突然，偶尔一次干咳，自称咳出两粒黄豆粒大小的血块，家人不以为然，家明也只认为是溶血药作怪，但还是让祖父去医院拍了胸片，医院判断是肺炎。祖父打了三天针就草草回家，他不喜欢医院的拘束，还是家里来得自由。半月后祖父腰椎压缩性骨折，再次入院，骨折在成熟现代医疗科技面前微不足道，一个小小的 PKP 手术可以解决一切。但是一个人人畏惧的字眼以强大的攻势侵略了家明一家人的内心——癌。一个月的时间，一颗小小的病变细胞竟变成一颗 6 厘米 ×6 厘米肉瘤，对于人体病变来讲，厘米这个单位是如此巨大，压迫了家明祖父左侧肺叶的支气管，血项中肿瘤指标已超出常规指标的百倍。强化 CT 中的阴影跃然纸上。家明知道，这一次，恐怕不是他能够解决的头疼脑热了。

"您好，大夫，我是 12 床家属，我也是一名医生，我想向您再详细了解一下我祖父的病情。"家明第一次以家属身份打开一份在他看来再熟悉不过的住院病历。

"既然是同行，过多的我不细说了，我们的建议是提早准备后事。60 天左右的时间，多陪陪老人吧。"医生低声说。

"大夫怎么说？是不是明天就可以出院了！"祖父问道。

家明装作若无其事地答道："手术很成功，但是骨水泥需要一个凝固时间，还得观察几日，很快就可以回家了，盖楼那水泥也得干几天不是，相信孙子，对吧！"

祖孙俩哈哈大笑，但家明心中却已泪如泉涌，隐瞒应该是最好的保护了吧。

如果说这是一位普通患者的病历，家明可以十分流利且专业的完成数据分析、病情推论并拟定治疗方案。但祖父的名字赫然在上，感情让他难以平复，祖父病情从未预料到的严重性对他无疑是迎头一击。家明骑车回家，准备与祖母及父母讨论祖父病情，请祖母做决定。回家的路上必经一座跨越铁路的高架桥，那是他儿时和祖父"指点江山"的地方。5 岁的家明站在这，祖父看着他，点起一支香烟，他看着祖父照样学样的"吸"起棒棒糖，祖父见状一顿说教，家明偷笑，心中却已晓得祖父不让吸烟的心意；18

岁的家明站在那里，祖父看着他点起一支香烟，拍拍他的肩膀，家明假装生气，踩灭香烟，祖父心中已晓得孙子不让吸烟的劝告；25 岁的家明站在这，口袋中还装着入院时祖父偷偷塞给家明的半包逃避护士的香烟。家明掏出一支，像祖父一样点燃它，一口一口吸着，家明并不会吸烟，烟呛得他泪流满面。桥上车流还在，桥下的火车还在，吸烟的人还在，但祖父可能再也不能在身后深情地望着他了。

脚边数不清的烟蒂，袖口散不尽的泪迹，倚在锈迹斑斑的栏杆上，家明眼已朦胧。

二

"他醒了。"一个稚嫩的声音喊道。

家明昏昏沉沉看着现在所在的这个房间"我在哪？"

模糊中一位长者说道："年轻人，你怎么样了？这里是第一医学院的医务室。"

"我不是应该在火车站高架桥上吗？"

"火车站高架桥？40 年前已经拆了，现在这里是第一医学院的药物研究所。"

"40 年前？那是哪年？"

"2028 年啊，现在是 2068 年。"

"那我现在岂不是 70 多岁？"

"不，你看起来依然年轻，你有 24 岁？"

"我 25 岁了，我生活在 2018 年的，这到底怎么回事？"

这一刻的家明是崩溃的，他心中并不在乎什么 2068 年，50 年是怎么过去的，自己为什么会没有老。他只想着祖父的病情，想着回家向祖母汇报情况。

"别着急，孩子，我必须告诉你，我很高兴你的到来，慢慢你就明白了。"

家明急切的回应道："我并没有什么时空旅行，也没有选择什么终点站？我只想回去，立刻回去。"

"别着急孩子，在2068年这已经司空见惯了，两个时空是相同的，你在这里度过多久，你在2018年就度过多久。时间并没有耽误太多。"

"我想现在就回去，您可以帮我的，对吧？"家明乞求道。

"当然，下一批时空旅客的班次可以为你预留位置。你想回到那里去？还是高架桥吗？"

"不，我要去二院，我要去到我祖父那里。"

"好的，不过，我可以过问一句，你的祖父是出现了健康方面的问题吗？"

"是的，癌症，在肺部。医生没有办法，只能通过药物来改善生存质量了，我在积极寻找优秀的资源为他减轻病痛，延长寿命。目前他的一切状况都很好，只是偶尔的咳嗽，或许2个月后情况就不是如此乐观了吧，我甚至都不知道如何面对他。"

"你是好孩子，如果你有什么需要，可以通过你的手机与我联系，只需要将日期改为2068年，或许这里的药物可以帮助你，虽然癌症在现在的时代仍不是完全可以治愈的疾病，但可以非常有效地控制。这个我可以帮你。"

"这真的可以吗？真的可以帮助我？我该怎么称呼您？"家明欣喜若狂，他看到了希望，似乎祖父有了被治愈的曙光。

"不必着急，记住 2068 年，我们随时联系，时空旅行到时间出发了。"

三

"您好，请问你还要用电话亭吗？"

家明在二院门前的电话亭醒来，手上还夹着未熄灭的烟卷，"哦，对不起，我不用了。"家明还在疑惑自己刚刚是否是做了一个梦，家明来不及去思考这些，一心奔向祖父的病房，他觉得自己离开太久了。

"祖父，你感觉怎么样？"祖父还没看见家明，就已然听见的孙儿的问候。

"好着呢，啥时候出院。"家明见得祖父精神状态非常良好。

"不是说了吗，过两天就可以了。"家明笑着说。

祖孙两人再次相视而笑。

家明回家后，向祖母及父母认真叙述了祖父的病情。家里人愿意听从医生的意见，回家静养，陪好祖父最后这段时光，愿这段时光能够长一些。

四

这天晚上家明不用陪床，祖父让他回家好好休息。躺在床上的家明辗转反侧，不能入眠，他一直希望能为祖父寻得治病良方。

"叮咚！"手机上女友发来一条短信，女友打听到她所在医院的呼吸科郑医生是肺癌专家，擅长中医辨证论治，有两三张非常有效的中药处方。家明决定让祖父静养几日，便前去寻医问药。

三日后，家明带祖父来到门诊，郑医生经过望、闻、问、切，为祖父开具了中药处方。同是中医专业的家明，对这张处方产生了浓厚的学习兴趣，他希望通过处方解读祖父的病情。一切都在按部就班地进行着。三周后，意外出现了，祖父拒绝用药了。祖父说每天大剂量的中药汤剂成了精神负担，并且伴随的厌食腹胀等症状也让他心情变得糟糕，虽然服药后效果非常明显且有效，但祖父对于汤剂心意已决。家明用尽浑身解数，劝说祖父用药，坚持治疗，祖父也只是敷衍迎合，心中对汤剂早已是拒绝万分，治疗定是尽力，只是大剂量的汤剂让人太过煎熬了。此时的家明想到了 2068 年的老者。

五

"喂，老者，您在吗？"

"在，家明。"

"您怎么知道我叫家明的？"

"快先说说你祖父身体怎么样？"

家明向老者诉说了这几天的经过，老者说："或许我有一个办法，可以帮助你祖父顺利用药，但这需要你做大量的研究，2068 年的药物和设备我无法直接提供给你，但我可以告诉你，把药物微量化，中药汤剂的有效成分浓缩成一粒胶囊，或是几毫升的液体注射剂，又或是口服液，这一切，需要你对于药物在微观层面上有更深刻的认识和研究。你可以做到吗？"

"当然，只要可以减轻我祖父的痛苦，我可以做到！"

"好，思路是这个样的……"

老者将思路详细严谨地讲解给家明，家明开始了漫长药物研究。家明首先分析了祖父的处方，根据配伍组成，家明清楚找到组方中"君、臣、佐、使"所代表的药物，根据药物主要成分及次要成分，将试验进行排序，单物质对应单物质的化学反应，化合物对应化合物的化学反应。组方中，相须、相使、相反、相杀、相畏等配伍条件及禁忌，一一进行试验。就这样，白天陪祖父就诊，为祖父煎药，晚上就查阅参考文献，进行研究。一个月过去了，家明获得了研究上的突破，他是想，按照中医思路组方，仍以四气五味来区别药材，调剂时调剂的不再是锅满盆满的草药，而是一毫升一毫升的提取物，那样一张组方下来，患者服药量也可以大大减少，纯度提升的话，甚至可采用以注射的形式进行治疗。两个月过去了，理论报告得到认可，第一批药物提取试验开始，祖父的病似乎也稳定下来。家明坚信有一天，祖父会用上他的药物，来自未来理念的药物。

可是，往往事与愿违。

六

九月二十六日，家明再熟悉不过的那双温暖厚实的手渐渐变得冰冷，冷得刺骨，冷得麻木，冷得痛彻心扉。

祖父走了，带着深情离开了世界。祖父没有痛苦，他深情地望着祖母，望着他的子女说了再见。

家明的泪已决堤，祖父的离开让他伤心不已。他决定带着这份遗憾完成研究，以告慰祖父在天之灵。三个月过去了，第一批药物试验成功，家明申报了国家专利；一年过去了，家明的未来药物已然成型，获得国家科技进步奖；五年过去了，家明成为人人皆知的未来中药的青年杰出人才；十年过去了，家明的未来中药已经完成定型，并获得中医医师和患者的广泛好评，在全国医院百分百覆盖。

十年后，2028年，火车站高架桥因城市发展被拆毁。2048年，第一医学院药物研究所拔地而起，家明成为第一任所长，继续研究他的未来药物。2058年，穿越机时光旅行航班在世界试运行。2068年，家明已是75岁的老者，研究所内他带回来一个25岁的青年。

家明的孙子用稚嫩的声音喊道；"他醒了！"

家明心里默念道："你好，青年时的自己，祖父他还好吗？"

家明深情地望着自己的孙子，就像当初祖父深情地望着自己。

点 评

情节完整，充满温情，简洁有力。

（本篇荣获专业组三等奖）

守护

王娜
镇江市第一人民医院

一 科研中心

又是一个正常不过的值班日，作为一名荆北市医院的医学部研发中心的小菜鸟，每天的我工作忙忙碌碌，除了小部分看文献和解决吃饭、睡觉等基本生理需求的时间，大部分的时间都交给了实验室。虽然智能系统已经把试验结果计算了出来，但是最终送审的数据却必须要活体动物上的实验数据。21 世纪 50 年代，所有的实验室都进入到智能化阶段。我把配置好的药物加入给药槽，熟练地操作机器手臂在动物仓内逐只把老鼠抓进实验仓进行药物注射，并抽取血液样本。荆北市就这么一家医院，这是一家"超级医院"，号称"生老病死一院全包"。行政中心自然是在城中区，妇产科、内外科等住院部在城西区。传染病隔离部在城南区阜南镇，科研中心就是我现在工作的地方席家洼村，位于城东区。至于门诊部，在城北区，那是所有部门中最小的一块地儿，就一栋 20 层的大楼，大多数的患者有家庭医生上门服务。若是疑难杂症解决不了，就直接转到城西区去或者其他医院，只有一些外来暂住人员未预约家庭医生的才会去门诊部。这并不是全国首创，全国大多城市都有这样的超级医院。

这是我来这家医院的第三个年头。本科毕业后，我由于 1 分之差，与京北医科大学失之交臂，只考上了荆北医科大学的儿科学硕士。硕士毕业后由于获得了"省级优秀毕业生"的称号，就直接被学校推荐到了它的附属医院。按照培养规定，新人要在各个科室轮转规培 2 年，并做满 1 年的住院医才能有专科行医资格，可我在规培期即将结束的最后一天，收到了医院行政中心的通知，让我暂时先去研发中心上班。

说实话，我其实很喜欢在儿科临床工作，虽然我尚未结婚，但是我很喜欢小孩子，可是服从安排是第一工作要义。于是，我便留在了科研中心。我 2 个月前在科研中心研发部轮转的时候，知道他们正在做的是非小细胞肺癌特异因子抑制剂，而且到了攻坚阶段。但是等我真正到了这里上班的时候，才知道他们研发的是 AHRR 病毒的疫苗，AHRR 病毒是由英国的 Ann.S.Hill 和法国的 Ronald.W.Reagan 两名医生发现的一种新型流感病毒，为了纪念他们的贡献，世界卫生组织以他们的姓名缩写命名。之所以把我暂时安排这里，是因为刚有两个同事疑似被 AHRR 病毒感染隔离了，而我刚转过科研中心，对这里的流程比较熟悉。AHRR 病毒的感染能力之强前所未见，1 个月之前在法国出现第一例患者；1 个星期后病毒被发现，在充分的隔离情况下，短短 1 个月时间，已经有数百例的感染者，还有大量的疑似患者。全球所有的研究中心都在紧急研发预防和治疗药物，时间就是生命，谁第一个研发出来，不但是对人类的巨大贡献，也是巨大的商机。

在正式工作2个星期后，我接触到了该实验外围的一部分——动物造模，核心部分当然不会让我这个科研菜鸟来做的。菜鸟是科研中心研发部的副主任在我轮转的第二个星期就下的定论。当时我的带教周老师例行汇报工作时，提了一句"小茹学习很快，才1个星期基本的流程都会了"，副主任飞快地瞟了我一眼，"再快也是个菜鸟，一个轮转医生有什么科研能力，你的工作还是要自己做，要是捅了篓子还得你自己收场"。我当时听得一愣一愣的，带教周老师悄悄拉了我一下，示意我不要作声。后来其他同事悄悄告诉我，副主任一直不待见周老师。据说当年评选主任时，本来是最有可能当选的是副主任，但是有人给行政中心写了一封匿名信，说了一件事故，而那件事故只有中心内部的少数人知道，具体什么事故，同事并不知道，但是周老师知道，而且只有她当时没有不在场证明，后来副主任落选，认定她是告密者，经常在公开场合让她下不了台，而且经常语带双关地骂她，一个研发部的办公室主任，却把脏活累活基本上都分配给她，不过周老师从来都不辩解。

我印象中的周老师是个温婉而沉静的女人，我在科研中心的两个月时间一直待我不错。这次副主任和另一个同事发热待查，也是周老师向主任推荐我过来的。说起来，这还是个香饽饽，科研中心在整个医疗体系中地位颇高，因为医疗芯片的维护和监控都在这里，医疗芯片可以算是这个世纪最伟大的发明之一了，它监控着心率、血压、血糖、呼吸等人体的基本数据，还可以监测血药浓度，内置给药槽可以定期定时释放药物。

动物造模并不难，我处理完手里的事情，就听见传呼器的声音，"请科研中心的全体人员20分钟后到1号会议室集合"。

二　重逢

　　我从来没有想过会在这种情况下再次见到他，一号会议室向来都是有重要领导或重大事件才会启用的，我没想过这次的重要人物是他，安旭。金主任介绍他时眉毛眼睛都笑到了一起，呵，还真的有不少头衔，刚刚而立之年已经诸多光环加身了，博士，京北大学最年轻的副教授，某常青藤学校的名誉副教授，我看着那张沉静清秀的脸，真真的岁月静好，一如初见。

　　初见面时，我，京北大学一年级；安旭，二年级。那天，安旭作为学长接新生，已经不记得他是如何安顿我进的宿舍，只记得那一身干净简练的白色衬衫，微微遮住左眼的刘海，眉目温暖如春风。后来在学生会的课外兴趣小组倒是经常见面，但是我二年级时，生了一场大病，休学了一年，后来回校后就很少见到他了，听说他毕业后读了京北的硕士，后来没毕业又出国了。

　　安旭的出现，并没有打破我一潭湖水般的生活，除了那天他淡淡地跟我打了声招呼"茹果师妹，好久未见"，在同事中引起一阵短暂的骚动，是的，我本来就和他读同一所大学，见过也不足为奇，然后，就没有然后了。但是实验却发生了突破性的进展，他的加盟加快了疫苗的研发进展，最终在国内率先上市。从琴纳医生发明疫苗的近三个世纪以来，疫苗的地位就无人可以撼动，AHRR 病毒疫苗的研发成功，在国内甚至世界上都是一项不小的轰动。

　　我的安旭师兄，果然一如既往地优秀啊。我看着人群中被簇拥的师兄，借着值班的借口，早早地离开了庆功会，回到了科研中心。监控室中依然滴滴警报不断，全市所有医疗芯片发出的警报都会汇总到这里，在经过电脑的处理后，反馈给家庭医生和患者。我看了下大屏幕，没有需要特别处理的红色和橙色警报，整个监控室只剩下我一个人，同事小谭和小魏看着我早早来接班时，特别开心地走了，而另一个来接班的同事还没有来。

一个人处在偌大的监控室，我有点儿百无聊赖，思绪翻飞到很久以前。

记得我本科毕业前夕，学校邀请了毕业了 2 年的师兄师姐们给我们表演了一场精彩的话剧：医患之间的角色互换，形形色色的患者……大家正看得津津有味的时候，一个看上去貌似低年级的小师弟从我旁边经过，"哎，那个小胖子，往那边让一下。"真没礼貌，我瞬间就炸了，"谁是胖子，你才是胖子，你们全家都是胖子！"也许我确实胖，但是对胖人也要有基本礼貌的好吧。我翻了个白眼，没再理会他。

自从大二那年暑假跟着带教老师们去了趟国外义诊，回来后就高烧不断，诊断是重症急性呼吸综合征。糖皮质激素的大量应用使得我的外形变得臃肿，体重飙升、满月脸、水牛背、痤疮、多毛、高血钠、低血钾、高血压、水肿、高血脂、肾上腺皮质功能减退、闭经、骨质疏松和精神症状等所有书本上才能看到的不良反应，我一个没落下。即使一年后回校上课，仍然是这副胖胖的模样，幸运的是没有影响到我的身高发育，依然是顽强地长到了一米七。当时与我同行的老师和同学有两个人没有抢救过来去世了，另一个人不堪治疗的后遗症自杀了。我是患病的四个人中唯一一个存活下来的，我的父母因为我的事情伤透了脑筋。担心我想不开，请了京北医院最好的心理医生；激素水平的紊乱，使我成了第一批使用医疗芯片的用户，每天需要实时监测体内激素水平，实时调整用药；体型的变化，对于一个花季少女来说几乎是一个致命的打击，工作繁忙的老妈老爸硬是抽出时间来轮班陪我参加形体的训练，还请了营养师来调理我的一日多餐；骨质疏松等各种不良反应的应对方面，吃药、预防跌倒等措施更是全方位覆盖我的基本生活。幸好这些年新药层出不穷，芯片中的药囊每天定时释放出调血压、血脂等的药物，不用每天都去服药，每半年定期检查重装芯片即可。虽然没有出人头地，但也没有留下什么阴影，可以像个正常人一样生活，总算没有辜负他们的期望。

再回到毕业前夕的话剧舞台，几乎所有人的目光都被话剧的主角——公认的校草师兄所吸引，我却忍不住看向旁边的安旭师兄，跟绚丽夺目自带霸道总裁气质的校草师兄不同，他给人的感觉总是安静而温暖，就像是一缕淡淡的春风。

三　双硫仑样反应

"在想什么呢？这么入神！"一起值班的晓丽出现了，她的脸蛋红扑扑，却不像是抹了胭脂，"你怎么走得这么早，旭哥来敬酒的时候还问你了呢，曹老师说你回去了，你来这么早做什么，那边多热闹啊……"安旭师兄跟他们年纪相差无几，又是一点架子没有，虽然挂职副主任，才来了几个月，但和大家已经是很熟络了，她们私下里都是"旭哥旭哥"的喊。

"你不是在吃奥硝唑吗？还敢喝酒，不怕双硫仑反应？"我闻着空气中的淡淡酒气，忍不住打断了她。

"放心吧，我喝得不多，都已经停药两天了，时间是有点短，但我看过血药浓度了，代谢得差不多了，我可是快代谢型的，"晓丽倒了杯水，"平常看不出来，旭哥酒量还真不错，今天跟我们喝酒，都是一杯见底。"

我能说，这是我早回来的原因吗。我记得他以前是不喝酒的，今天的行为有点反常，虽然确实是件高兴的事情，但是以目前病毒变异的速度，没多久就会有新的病毒出现，人类的步骤总是晚一拍，后知后觉。

"这是我们科研中心第一次率先研发出的病毒疫苗，别说金主任，连房院长也高兴坏了，"晓丽仍然滔滔不绝，"虽然我们离京北很近，名字也只有一字之差，但是连二线城市都算不上，医院、科研根本就没办法跟人家比，即使陈院士在的时候曾有过一段时间风光，也都是过去时了，反正我没赶上好时光，可这次不一样，虽然名义上是和京北医院联合研发的，但是我们仍是国内第三家率先研发出新型病毒疫苗的医院。"

说到这里，晓丽突然揉了揉脑袋，"头有点疼，看来还是停药时间有点短啊。"

"心率有点快了，"我看了一眼她腕表上医疗芯片传来的数据，递了杯水给她，"你坐一会吧。"

"茹果，你知道吗？我今天听到了院长和金主任的谈话，你猜说什么？"晓丽突然神秘兮兮地说，看来她的双硫仑样反应真的比较轻，只是歇了我去趟洗手间的时间。"旭哥已经正式来我们科研中心了，再过两年金主任的任期一到，旭哥就直接转正。"

"啊？"我心中一惊，本以为实验结束，他这个挂职副主任就该回去了，没有想到竟然留了下来。

记得有次在茶水间，正好遇到安旭师兄，我看着四周无人，就问出了心中疑问，为什么他会选择来这家医院，我记得当时安旭师兄笑了笑，说："京北医院的科研中心动物实验室出了点问题，动物实验做不下去了，我只好带着数据过来这里了。茹果师妹，你好像不太欢迎我啊？"

我心中暗忖，我欢不欢迎你都来了，这岂是我一个小职员能左右的，还是个借调过来的小职员。"师兄说笑了"，我低着头笑了笑，就有人进来了，我转身出了茶水间。茶水间偏小，人多拥挤。

晓丽看着我的表情，有些得意，"吃惊吧？我也是，这可是京北大学的在职副教授，居然辞职来我们医院。不过这下，那群小妮子可高兴坏了，听说旭哥还没有结婚，连女朋友都没有……"

晓丽脸上不正常的潮红已经渐渐退去，依旧是个再正常不过的值班夜晚。排班的时候有人觉得晓丽太吵，不愿意和她搭班，可我就喜欢她说个不停的样子，也许真的是我一个人太久了。

四　文件袋

"丁零零"值完夜班正在家里补觉的我，被一阵门铃声吵醒，我把头埋进被子里，可是门口那人真的很有耐心，万般无奈下只有万分不情愿地爬起来开了门，门口竟然是我老妈和老爸！

"果果，怎么这么久都不开门，电话还关机，你这里怎么弄得乱七八糟，跟你说了多少次了，沙发上不要乱丢衣服……"

"爸，妈，你们怎么来了？"我使劲揉了揉不太清醒的脑袋，直接无视母亲的唠叨，看向老爸。

老爸表情严肃了起来，"今天早上我在家里的信箱中发现了这个"，说完递了一个厚厚的文件袋过来，老妈也安静了下来。

十年前的那场意外，并不是天灾而是人祸。A公司是专门研究生物制品的跨国上市公司，研究生产新型病毒疫苗是其主要产业之一。在我大二支援的 B 国 C 市就有 A 公司的实验室，后来出了事故，变异的病毒外泄导致周围居民感染，但公司为了自身利益隐瞒不报，这时我们正好赶去 C 市义诊支援，最终导致四名义诊人员死亡三人。后来 B 国家的内乱战火烧到了 C 市，造成了大量的平民伤亡，A 公司的分部也在空袭中变成了一片废墟，这件事就暂时被压了下来。

"B 国内乱频发，本就是重度防护的疫区，即使有了新的疫情也不足以牵扯出 A 公司。"我翻着文件里面的一篇新闻报道，不无感慨地说。

"你有没有见到是谁把这些文件放在信箱里的？"一抬头，却发现老爸紧紧地盯着我。

老爸摇了摇头，"监控昨天突然坏了，工人今天才会来修。你有什么想法？"

"报警！"这已经不是我们能处理的事情了。

老爸点了点头，拿起手机开始拨打电话。

"等一下"，我突然想起了另一件事。"我们研发出来的疫苗也是和 A 公司签订的生产合同！"

五 公安局

没想到会在公安局里见到晓丽和副主任。

我刚好在去问询室的路上，转角走廊处遇到晓丽，正有疑问期间，晓丽先打了声招呼，"你也来了，其他同事都在……"后面的话被她旁边帅气的女警官及时制止，"禁止私下交流！"

遇到副主任，是晓丽要进问询室之前，刚好遇到了从里面出来的副主任，比上次见到她时憔悴多了，低垂着头，只是眼角扫了下我和晓丽，完全没了平时的凌厉和干练，那次隔离时间并不长，只维持了 2 个月左右，不知道怎么会变成现在的模样。

我进的是另一件问询室，接待我的是一位中年女警和一位看上去像是领导的发福大叔。这是我第一次这么正式地接收讯问，上一次是十年前，在病床上，被询问关于感染后接触了哪些人，没想到隔了十年，还是因为同一件事再次被问讯。

十年前的事情回忆起来有些困难，我只能记得一些片段。按照规定进行的义诊，患者多，药品少，规律的轮班制，并没有什么太多的有用信息。

也许是对我的回答不甚满意，女警官有些漫不经心，她用眼神询问了下发福大叔，得到后者的默许之后转换了话题，"你怎么进的荆北医院科研中心？"

"有两个同事发烧，怀疑是感染病毒，被隔离了，而我刚轮转过科研中心，对这里的流程比较熟悉，所以医院行政中心就把我和另一个正在轮转的同事暂时安排在这里。"我如实回答。

"关于 AHRR 病毒你知道多少？"

"我是一个外来者，刚到科研中心不久，只是负责些外围工作，关于它的核心部分应该是商业机密，我不清楚。只是知道这个病毒的传染性很强，而且个体差异性大。"

"谁能接触到 AHRR 病毒的核心资料？"

"我不知道，应该有不少人吧？"

"你认为会有哪些？具体地说。"

这个问题有点棘手，"安旭负责的，应该算一个；金主任是科研中心负责人，应该也知道；医院的领导也许也知道。这个问题我是真的不知道。"

女警官盯着我看了一阵，看得我心里直发毛，"付馨呢？"

"付馨？"我愣了一下，才反应过来她问的是副主任，"副主任是中心领导，理论上应该知道的，但是她被隔离了两个多月，出来后也在家休息，没有来上班。"之前晓丽曾开玩笑说，副主任即使提了正，人家也得叫"付主任（副主任）"，差别不大。

"你跟付馨熟吗？"

我一下子就想起了菜鸟，于是摇摇头，"只限于认识。""警察姐姐，你问这些做什么？我刚刚看到副主任了，你完全可以问她啊。"

回答我的是发福大叔，"今天早上，科研中心发生了失窃案，你们金主任办公室的保险柜被撬了"。

"你们怀疑是副主任？难道，丢的是病毒的研发资料？研发资料在金主任的保险柜里？副主任根本就没来上过班，怎么会知道资料在保险柜里？"我有些惊讶，难怪刚刚看到了晓丽和副主任。

没有人回答我的话，在休息室见到了其他同事我才知道，科研中心的监控显示，最近一段时间副主任经常鬼鬼祟祟地出现在科研中心外围。事发深夜，她也不在家，不知道去了哪里。

六　周老师

没想到三天后就破了案，三个完全陌生的小偷，我们都被带去公安局认人，没有一个人认识。据小偷自己说，是无意间听到了两个人的酒话，说是科研中心的保险柜里居然锁着上亿的资产，就动了心思，谁知道费了好几天的工夫踩点后竟然只有几千块钱和一堆废纸。

而那两个人一个是安旭，一个是金主任，都受到了警告批评。看来是那天庆功宴喝大发了。安旭师兄确实不适合喝酒，酒品真不好。

警察的速度再快，还是没有 A 公司快，A 公司的公关经理在收到消息的第一时间就组织了团队，来和医院谈判，既然资料已经泄露，那之前的合同就要作废。A 公司的办事效率确实快啊，疫苗研制成功的第一天就主动来人考察，要签项目，三天不到，又要撕毁合同。不知道谈判的细节如何，听说医院赔偿了 A 公司一笔钱，最终中止了和 A 公司的合作，选择了其他公司。

一直恩爱无间的副主任夫妻离婚了。

副主任和她的老公一直是我们心中口中的模范夫妻，结婚这么多年来一直是齐眉举案，从没红过脸、吵过架，谁想到竟然一直是貌合神离。据说她老公受不了她一贯的强势，副主任是个坚定地丁克主义者，她老公刚开始同意了，后来又反悔了，但是又不想放弃现有的优越生活，结婚没几年，就有了新欢，和小三在一起十几年了，都有个七八岁的孩子了。

副主任整日忙于工作，对家庭关心甚少，直到最近才发现了端倪，难以接受事实的她被拍到鬼鬼祟祟地出现在科研中心外围，就是去跟踪小三了。事发深夜，她既不在家，也说不出来去了哪里，更没有不在场证明，自然就成了重点怀疑对象。在警察的强大攻势面前，心高气傲的她终于卸下了一直坚硬的外壳，说出了实情。这后来也被城市的天眼系统证实。心理防线一旦崩溃，她干脆就全盘接受，人还没到家，律师就已经出现在她老公的面前商谈离婚事宜。

而那个小三竟然是一直温婉低调的周老师！

七　真相

周老师被捕了。

当年陈院士从恒河猴身上发现了一株新型的流感病毒变异体，后来病毒莫名其妙地失活了。据说是十年前付主任的误操作引起的，当时还是研究员的付主任将酒精灯用酒精当成了 PBS 缓冲液。有人说那天误操作的原因是因为付主任的老公曾到实验室缓冲间来看她，她隔着玻璃边对话边做实验分心引起的；也有人说是她心高气傲，不满陈院士交给她的工作，私心作祟，故意为之。而实际上是周老师将病毒偷出一株交给付主任的老公后，故意将 PBS 缓冲液换成了酒精。这个行为已经被付主任的老公证实。

实验人员换完衣服洗浴后才能出仓，根本没有机会携带出去，只有付主任的老公这个外人才有机会。付主任的老公将病毒卖给了 A 公司，A 公司在上面发现了大量的商机。这个病毒就是 AHRR 病毒的前身。

而安旭师兄的导师兼职 A 公司的研发顾问，作为助手的他也经常会去 A 公司的研发部。一次整理实验数据时在电脑上发现了端倪，后来做了很多调查。而他的亲叔叔当时任职于 A 公司，就丧命于 B 国 C 市的那场空袭里，这也是他一直以来的动力之一。

八　尾声

"我还是想不通，"我问安旭，"为什么你会选择来这家医院，即使病毒的前体是在这里发现的，但是也没有留下任何有用的数据啊？何况只要付主任发现了她前老公和小三的事情，很多事情就真相大白了，根本不需要你亲自过来，而且还留了下来当个副主任？"

"在你的帮助下付主任也转正了，你是不是还有什么阴谋？"

"不是阴谋，是阳谋！"他笑着拥抱了我一下，突然很严肃地说，"谋的就是你呀！"

点 评

文字清新，结构完整，可读性强。

（本篇荣获专业组三等奖）

请在我身边

郭振军

陕西省人民医院

一 "飞舞的褶子"

爷爷，你做的晋糕又甜又油腻……但甜腻的真好吃。每次过年从来不下厨的爷爷都会无比认真又有仪式感的做十几碗晋糕，等孩子们都到家了，一桌子菜中间一定要摆上他的点缀晋糕。说实话我确定没有几个人真的爱吃，但是从小到老都那么帅气，加上八十岁还挺拔的身子，爷爷有这样的魅力让我们所有人都奉承他。"爷爷，每年就想过年你做的这口。"虽是假话，但大家说的既不违心也不虚假。

"爷爷，你最近饭量不减，怎么就是感觉有点瘦了。你们年轻人每天消耗这么大吗？"姑姑凑过来，"你爷爷这样的小年轻吃得多运动多，当然越苗条了"。爷爷笑得一脸褶子都飞舞起来。

二 坍塌的世界

"爸，你不是说爷爷住院是因为年龄大了，吃不下饭也是年龄大了，可他一个月前都还不是这样，现在每天吃药比饭都多，你告诉我你拿回来的药都没有包装，爷爷到底怎么了。"

"什么怎么了，能有什么事。"爸爸别过头说话，根本没有看我。

可是我知道，我声音细小地说，但眼泪重重砸在脸上，我顾不得爸爸低垂的头也顾不得他极力想掩盖事实，这是他作为男人和家里的顶梁柱自以为是的温情，他以为瞒着爷爷瞒着家里人大家就安生，但是家里每个人都包括爷爷都心知肚明，只是谁也不愿说出来，好像在怕一旦说出来，所有美好的东西都会坍塌；好像一说出来，那一线希望都覆灭了。

对，我也怕，可我不想接受！爸爸故作坚强让我心疼，但我不清楚为什么我就是想对他大发脾气。我跑出家门，世界像什么都没有发生一样，阳光照样灿烂的照在我满是泪痕的脸上，光线在眼泪里把所有都变得模糊。

"小溪，我爷爷得了癌症，肺癌。"哭累的我断断续续地跟闺蜜表达着这件事。

小溪没理我，我又说："他一个月前还在给我做晋糕啊，他走路比我都快，腰板比我都直，他怎么一下子就变得那么那么虚弱，我的新家刚装修好，我以后生活的地方他都还没看到，他怎么可以就起不来床呢？"

小溪是孤儿，她根本不能理解我的心跟要裂开似的疼，但她是我最好的闺蜜，从来都是分得清我的问句用不用回答的人。然而她却说："你的新家装好啦？什么时候搬家？"

三　请在我身边！

我陪爸爸一起去医院，问了医院最好的大夫，以爷爷的年纪目前最好的策略就是：吃一段靶向药试试，ALK 阳性晚期非小细胞肺癌首选克唑替尼化疗。但是靶向药有可能到最后也会耐受的，总之让我们做好心理准备。这个病比较快。

我咬着嘴唇，不敢看爸爸明显泛红的眼圈，我要陪他一起瞒着家人，原来被告知这种真相的人必须选择坚强的守护好即使家人都了然于心的秘密。

我握紧爷爷已经没有力气的手，请在我身边！

四　"另一个世界"

"你爷爷可以去另外一个世界，我爸妈都在那里。"小溪边吃饭边冷冷地说。

我几乎要动手打她，"你没毛病吧?！"眼里的怒火喷她一脸。

"我没毛病！"

"这个问题你咋就知道回答了！"我几乎咆哮。

"我爸妈真的都在另一个世界，他们活生生地在那里。我在这里是孤儿，他们在那里没有孩子，但他们和我一样好好地生活在那里，在我们头顶还有一个平行但倒置的世界，我八岁前和爸妈都在那里生活。我妈是大名鼎鼎的科学家，拥有整个国家最先进的个人实验室，是她发现时空是可以交错的，而每个时空因为彼此时间的牢固捆绑，是不会相遇的，对于彼此时空来说头顶都是一片蓝天，但那里却存在着一个谁都看不到摸不到的真实世界，谁也不是谁的镜像，他们和我们一样是普通人，但也和我们都不一样。"

我的怒火和咆哮变的发狂，"你没毛病吧！"

"我没毛病。你的生命里有没有不老也没病的人突然就消失了？"

"有，我不联系了就消失了呀。"

"我妈发现了能溶解世界之间时间介质的物质，我懂事的时候她就开始用那种介质做飞船，飞船体积很小，不像你们这边的科幻电影，造型都既夸张又酷炫。我九岁的时候我妈的飞船试飞成功了，并且当地政府还小范围获批。那时候我们那边的人就已经能自由穿梭时间介质，来到你们的世界，靠的就是我妈做的每个仅容纳一人的黄颜色的飞船。我妈喜欢黄色，去过的大人都告诉我，你们这里的风景很好，还有很多大公园可以逛，不用穿戴 VR 装备就能游山玩水，山都是真的绿色的，还能吃到新鲜的水果，我们那里的土地是黑色的，天几乎也是。"

"所以你是外星人？"

"不是，你可以理解为我生活在你五十年后的世界。但我们却同时跟你们生活在同一个地球上。"

"你要是脑子没病，那五十年后世界也太糟糕了。你刚说我爷爷能去那边，开什么玩笑，那你咋都回不去，你们不是自由穿梭吗，你倒是给我嗖的消失一个啊！"

"我十一岁认识你，那时我在这个世界刚刚生活半年，在孤儿院已经生活了四个月。这是因为我十岁生日前央求我妈，让她带我来逛公园，我妈没有带我来；我十一岁时她终于烦不胜烦，那时的时光穿梭飞船已经很成熟，她就答应我。我的十一岁生日是在这里度过的第一个生日。"

"离开的时候，妈妈扣好我的安全带，再走回她的座舱，我们俩的小飞船是扣在一起的，就是两个独立链接的小圆球。小时候我妈给我讲过一个故事：有个人在一根头发上做了一整个中世纪欧洲的微雕，后来这根头发飘进了外太空，被一个小男孩捡到，结果拿到发丝的一刹那小男孩就变小了，就站在中世纪欧洲的街头，于是他在这根头发丝上成了国王。我觉得你们的世界就像故事里的那样好玩，我想要天天在户外游泳，我想要天天逛公园。于是我鬼迷心窍地解开了安全带出了座舱，我妈就飞走了。"

"这么多年，你妈不来接你，你是多招人嫌啊。"

"第二天我就后悔了，开始盼着我妈来接我，但是一周后和我同样滞留的大人就找到我，告诉我暂时回不去了，政府发动了战争，我妈因为时光机也被反对派囚禁在实验室里，他们还破坏了所有时间介质溶媒。"

"但是下周一凌晨我就能回去了，我妈在实验室给发来信号，你可以带你爷爷跟我走，在那边我小时候癌症就已经是可以治愈的疾病。"

"小溪，你从来不会开玩笑，如果是真的，我们认识十几年，为什么从来没有提过这件事。"

"这件事就像你现在保守的秘密一样，它对我很重要，但是不能分享，而且必须保守秘密，这是滞留的大人反复跟我强调的。就像你刚刚的反应，人们要么以为我神经病，要么会心疼我不能回家，我都不想要。我知道你也会替我保守，你是我唯一的朋友，你想做的事，我也想帮你完成。"

"我爷爷真的能好吗？"

"我不确定的是你会不会跟我走，但你跟我走，我确定的是你爷爷可以治愈。"

五 "爷爷相信你"

爷爷在床上，个子似乎都缩小了一截，原来人也会像叶子，秋天一来，一夜就会枯萎。

"爷爷！"

"回来了。"爷爷声音不亮了。

"恩，爷爷。"我坐在床边开始拨弄手机，从前是真的玩手机，现在余光里全是他。

"爷爷知道，这次得的病不好。"很长时间后爷爷缓缓地说。

我的眼泪憋不住地往下掉。

"爷爷，从小到大你都在我身边，以后我也不要你离开。我要你每天下班后都在家门前公交站牌那等我，我要你张罗我的结婚典礼，我要你去看看我的新房子。"我使劲憋着还是近乎哭喊出来。

"傻孩子，爷爷也想一直陪着你。"

"爷爷，我想带你去个地方，小溪跟我讲了一个故事，其实我也不确定是不是故事，但是我想让你答应我跟我去。"

"去哪里呀？爷爷可能起不来呀，等爷爷好点。"

"爷爷，我问过小溪了，不用你走路，到时咱们就从你的床边出发。"

"咱们去哪里呀，怎么过去？"

"其实我也不知道，但不管是真是假，爷爷愿不愿意和我试一次。"

"好。爷爷相信你。"

爷爷没有思考，简单但肯定地回答。他这一辈子都循规蹈矩，谨慎再谨慎的工作和生活，但是此时他眼睛里没有觉得我是胡闹的样子，满是恳切地希望和我试一试。或许他真的太疼了，或许他再也不能接受就这样日夜躺在冰冷床上，毫无结果地等待。

六　看到了希望

"喂，就是今天。"小溪兴冲冲地冲进我家。

"那我要准备什么？"

"也没法带什么东西，在你爷爷床边等着就好。"

"哦？"

我答应着，心里一团乱麻，可能只是希望真的能实现，但心底又觉得太荒谬了，不可能是真的。我不紧不慢的把爷爷床边的床头柜和花盆移开，花盆里是一株从来没有开过花的君子兰，绿叶茂盛的溢出盆子。

我和小溪都坐在爷爷的床边，爷爷醒着，仍然没有力气。小溪的话从来都不多，我坐得无聊，倚在爷爷腿上想要睡一觉。家里轻飘的窗帘一丝不动，让人什么感觉都不会发生。

小溪突然喊："妈！"

我迅速起身，一个直径一米五左右的白色圆球就在床尾，我跳下床，这白球没有缝隙，它就安静地停在那里，没有任何声响和晃动，房间里没有任何变化，似乎它原来一直在那里。我瞥了一眼小溪，她已经满脸挂着泪。我盯着这个球，心里已被震惊得不知用什么语言表达，就呆呆地盯着她。

那个球像蝴蝶张开翅膀一样从最中间裂成两半，里面一个穿灰色运动服、长相普通却打扮精致的年轻女性，还没等蚕丝一样颜色的安全带完全自动解开，便飞速扑向小溪。

"妈妈来了，小溪。"小溪已经比她高了，她哽咽着几乎说不出话。

我站在一边，和爷爷静静看着她们，跟看科幻 3D 电影似的张大了嘴。爷爷没力气的嘴角也不自觉地上扬。我想他和我一样，既内心有巨大的震惊，又为小溪家人团聚而感到兴奋，也似乎看到了希望。小溪的眼泪更是像冲垮堤坝的洪水，一改她平时的淡定。

她妈妈转身看向我们俩，顺手用食指点了下那个白球，白球直接不见，缩小到她的手掌里，她直接装进口袋，然后俯下身到爷爷面前，掏出一个类似电子温度计一样的东西，按下按钮，一道弧形的红色射线从爷爷头部开始往脚步扫描，像极了医院做全身CT。

"跟我走吧，虽然我这次也是偷偷重新开通介质通道，但新的通道花了我14年，你们先过去，我的实验室就能做基因序列改变，起码能阻止癌细胞增殖和转移，新的介质通道能保持12小时，足够你们治疗和来回。"

她说着直接从口袋拿出四个小圆球，分别对准自己瞳孔一次后放在地上，大概几秒钟，四个和她来时一样的球就在地上稳稳地立着并从中间裂开，里面是透明的座椅。四个球让本来就不大的房间基本没有多余的空间。

抓紧时间，快帮忙把爷爷移到椅子里。小溪妈妈麻利地开始动手。爷爷没有任何抗拒，他尽力自己撑着身体不让我们费力。我没有想到一生都保守循规蹈矩的爷爷此时能相信生命里的奇遇，并且还要和我一起去到那个未知的世界。

我听到屋外大门的声音，是爸爸回来了吧？我毫不犹豫地把房间门从里面反锁了。

七 "我愿意一试！"

我也进入球内，探出头望了一眼爷爷，我们可能担心但没有害

怕，我给爷爷做了一个从小到大逗他玩的斗鸡眼。小溪妈妈帮我们
检查好安全带，四个人都坐定后，白球自动关闭，没有灯，什么也
看不到，黑暗有时比刺眼的阳光更令眼睛抵触。飘浮在无边的黑暗
里，但没有想象的剧烈的失重感。

我不清楚过了多久，可能也就几分钟，白球就缓缓裂开，眼睛
慢慢适应光线。小溪已经在歇斯底里地嘶嚷着自己终于回家了。我顾
不得其他，直接跑去爷爷那里，不自主地想要给他做个全身检查。

"爷爷，哪里不舒服吗？都好吗？"

"都好。"爷爷点头，穿过我望向实验室。我也跟着环顾一周，
这实验室和我们坐的球一个色系，通体的白色，我旁边的桌子上放
的一条类似基因链的模型，目光所及也就它是唯一的一件彩色物
件，它的旁边还零散地放着四个缩小后的白球。

"啊，我终于到家了，我可算到家了，妈，我到家啦……"小
溪妈妈又去搂了一下女儿，这么多年没有见，但搂得自然和亲近，
让我觉得小时候的小溪每天到家，妈妈都是这样搂她的。

"小溪，从来没听过你说重复的话，而且是头一次音量这么洪
亮。你一向的生无可恋、有气无力的模样哪去啦。"

"快点，时间有限，不用扶爷爷出来，你们就帮我把小白球轻
轻推到左转尽头的房间，我在那边已经扫描到他的整体基因，标出
了出问题的位点，我先去准备基因修复程序。"

白球很好推，虽然爷爷坐在里面，但我们轻轻推着它就能平稳
的滑行，似乎地板对它没有任何阻力，我们紧跟着小溪的妈妈，无
菌服像一层薄膜一样自动从头到脚的包裹在她身上。爷爷通过无菌
通道进入实验室，我们在外面等。

我从窗户里看到，小溪妈妈带上一个眼镜，眼镜在空中投射出

一个屏幕，她快速地在点击着屏幕中的一些按键。此时的白球已经直接由圆形变成扁平的一片，正好让爷爷平躺，然后把爷爷送到一个像胶囊一样的东西里。

我一直盯着胶囊的出口。我不知道过了多久，可能也就不到十分钟，爷爷被平推出来。小溪的妈妈望向我们，示意可以进去了。

"爷爷，爷爷。"他像睡着一样，我扭头问向小溪的妈妈："他怎么样，治疗就结束了吗，爷爷就算好了吗，为什么叫不醒他？"

"刚刚的操作需要镇静，大概半小时就能醒过来，他的基因已经被修复，也就是阻断了癌细胞正常复制的路径，癌细胞短期不会增殖了，但是，孩子，你爷爷肺上的癌细胞通过监测显示超过监控药物的清除能力了，所以，可能……"

"阿姨，你一定有救他的方法，小溪说了你们这里已经没有癌症了。剩下的那些癌细胞怎么办？"我直接打断她，迫切地说道。

"在我们这里，最新的监控药物，是从受精卵阶段就开始在人体的细胞内植入有着监控基因发生突变功能的监控机器人。在大数据的支持下，监控机器人已经拥有了一套准确的健康基因数据，一旦基因的复制、转录、翻译、表达任何一个环节出现问题，它会迅速阻止异常问题扩大，并快速完成自我修复，在最初极小的量变发生时，就彻底将疾病扼杀在萌芽里。监控机器人的成本极高，而且癌细胞过多时，监控机器人也无法完全发挥监控和修复的功能，你爷爷已经是晚期，过多的癌细胞已经超出监控机器人的清除能力，不清除就会不断的增殖，我们只能控制一段时间，所以你要做好各种心理准备。"

"阿姨，有没有清除的办法？你都能带我来到这么神奇的地方，你一定能有办法！"

"是啊，妈，都到这一步了，你实验室里这么多我从前没见过的设备，一定还有办法的。"小溪也因为我的焦急而不由得握紧了拳头。

"办法倒是有一个，只能由人替代机器去操作完成。但是孩子，我不希望你去，因为我也没有去过那个未知的分子世界，而且失败的话就……"

"就怎样？无论如何，不管用尽何种方法，不管有多少危险困难，只要有成功的可能，我都愿意去尝试。"

"我这里有诱导癌细胞凋亡的药物，癌细胞碰到它就会直接凋亡，但是它不能直接注射，因为对正常细胞伤害也很大，所以要用缩小仪，将你缩小到分子级，前往你爷爷的癌细胞处，尽可能多的将癌细胞清除，剩下的才可以由监控机器人完成。这项技术没有问题，但因为风险也极高，目前还没有人敢尝试，还没有真正的人去过那里。"小溪妈妈的眉头说到这里突然皱了起来，看得出她虽然对自己的技术很自信，但又充满了担心。

"我是要变成'蚁人'吗？"我依然压制自己的震惊，狐疑地问小溪。

"这技术不像你们世界科幻片，我不能让你随意变大变小，我只能把你缩小一定的时间，设置好肿瘤的位置路径，引导你去肿瘤位置。你只有一套保护你不被蛋白酶分解的盔甲，帮你在人体内提供氧气和能量。但你还是你，没有什么超能力，你也只有你自己。"

"我愿意试一试。来这里就是想让爷爷好起来，我必须一试。"小溪抓住我的胳膊，像是想说什么，但最终她没有说出口。

八　准备出发

"缩小后你会从我们眼前消失，我会直接送你到你爷爷的体内，你去清除所有现存的癌细胞，你只有一刻钟的时间。"小溪母亲边说边递给我三件物品：一副眼镜，用来识别癌细胞；一把手枪，子弹就是诱导癌细胞凋亡的药物；最后是一个像核桃一样的球状物体，用于转化我的分子状态。

"一会儿我会将你缩小到分子级，提前戴上眼镜，它会帮你锁定癌细胞，再用这把手枪瞄准并射击黑色的癌细胞，最后用一点力捏爆这个核桃，它会让你从体内排出来，并恢复正常，是你回来的关键。你的眼镜里有时间，当它变成红色挡住你视线的时候，就必须捏爆核桃，孩子，一定要注意时间，你只有一小时，错过时间，核桃就会消失，你就永远回不来了。"

"记住了阿姨，快送我去吧。"我说得斩钉截铁。我戴好眼镜，握紧了手枪，轻轻地攥了一下手里的核桃，将它放好在口袋。

九 "分子的世界"

小溪妈妈让我躺在一个胶囊里，握着我的手说："记住孩子！有任何危险就捏爆核桃，一定多加小心！"

"嗯，我会的！阿姨！"

小溪突然抱住了我，眼里全是泪花。

"放心吧，一会儿就回来啦，我去体验一把'蚁人'去！"我故作轻松地和她开玩笑，头也没有回的让阿姨按下按钮。我知道这时候不能有半分犹豫。

……

嗖的一声，伴随着一道白光，我，真的变小了……

我捂着眼睛的手指松开一条缝，一瞬间身边的事物似乎以极快的速度变热变大，然后变得模糊，周围闪现着一片片彩色的光晕，分子的世界变得那么的温暖柔软、五光十色，呼吸是顺畅的，声音变得有点模糊，但隐约还能听到，小溪在喊加油。天地仿佛在此刻变的混沌，可以说梦境也不过如此。这就是分子级的世界吧。时间紧迫，我得快点找到黑色的癌细胞，尽快将它们清除掉。

透过眼镜，每个细胞都能被识别，我不停地在血管里穿行，大约五分钟过后，突然眼镜中出现了一群黑色的细胞，同时眼镜的屏幕上闪动着预警信号！我想没错了，这些就是癌细胞，从来没摸过枪的我，此时立马娴熟地掏出手枪向它们射击，被命中的癌细胞很快就开始凋亡，形成一个又一个的小泡，最后蒸发。

慢慢地，黑色的癌细胞不断减少，余下零星的黑色散落在各处，这时我的眼镜发出警报，变成红色的纸片一样挡住我的视线，什么都看不到，我下意识地摸了口袋的核桃，但是癌细胞并没有完全清除。小溪的妈妈说了，如果癌细胞数量太多，超过监控机器人的能力，那爷爷还是没有救！

眼镜里的红色警报闪烁得有些刺眼，但努力地看过去，依稀还能看到黑色的肿瘤细胞。我拿出口袋里的核桃，看了一眼，又把它完好的放了回去，继续奔向视野范围内的黑色细胞。

终于，导航显示的癌细胞已被大多数清除。目之所及都已经是漂亮、光滑又柔软的正常细胞在身边不断飘过。我手伸进口袋，所幸那个核桃还在，我赶紧将它握在手中，试着捏碎……

十　我在你身边！

核桃样的物体被我捏爆了，但是并没有发生什么，我看着四周，我还在分子级的世界中。我安静的闭上了眼，随着温暖的血液漂浮。

　　这里的世界让人暖暖的，我的思绪也开始跟着漂浮，连慌张都消失了。爷爷已经痊愈了吧?！

　　爷爷，从小到大你都在我身边，以后，我也不要你离开！我会一直在你身边！

点 评

　　主题充满爱与关怀，想象大胆，与当下的热点话题符合。

（本篇荣获专业组三等奖）

完美药丸

马俨琦
新疆医科大学第六临床医学院

一　功成

　　"准备好了么？"刘临渊教授看着眼前的第84号志愿者，再一次问道。尽管他知道他说了一句废话，尽管他知道为了这一次的实验，第84号志愿者已经在实验室配合助理们准备了整整一年的时间，一切准备工作都已经到了完美无缺的地步，但他还是又问了一遍，没办法，这次的实验太重要了，药物实验已经失败了83次，因为实验失败而支出的实验费用以及支付给志愿者的赔偿金已经是一个天文数字了，众多投资者的撤资更是雪上加霜，实验室已经不可能凑齐第85次实验所需要的费用，所以这一次的实验，必须万无一失！

　　"您知道的，我一直都在准备着。"回答的是第84号志愿者，一个看起来相当阳光且自信的年轻人，此刻他就站在实验室最中心的那张实验台旁边，挺拔的身姿和优雅的举止显示了良好的家教。

他静静地看着刘教授，示意实验随时可以开始。

刘教授轻轻地点了点头，一直等候在一旁的助手们一拥而上，开始为第84号志愿者穿戴上厚重的挂满了大大小小监测器的实验服，教授站在一旁看着忙碌的助手们和第84号挺拔而优雅的身影，心里想的却是另外一回事。良好的家教，丰富的医学知识，对药物实验的了解程度，这真的是一个为了钱来充当医药实验对象的人么？教授第16次的疑惑着，但很快就又自嘲一笑，真的不是又怎么样呢，自己的实验室还有资格在实验对象上面挑三拣四么？

由于足足83次失败积累的丰富经验，助手们很快就完成了烦琐的实验器材的准备，顺利地展开了第84次实验，教授看着助手们为吸入了催眠物质已经进入麻醉状态的第84号志愿者喂下了一粒药丸之后，就不再关心实验的进度。整整83次的经验，已经足够让教授清楚地知道实验在什么时间该到什么进度，以及可能会发生的各种问题，接下来，他要做的就只是等待，等待助手汇报实验结果，成功与失败，就在这一次了。

看着实验室内助手们忙来忙去的身影，一边默默计算着时间的教授突然觉得索然无味。或许这是最后一次在这个实验室进行实验了，这次实验一旦失败，连这个实验室恐怕都保不住。想到此处，教授只觉得心烦意乱，连一直进行着的实验时间的计算都停了下来，就只是满屋子的踱来踱去。突然，观察室的门打开了，一个年轻的女助手跑了进来，满脸激动，教授认得她，是这次实验才加进来的新助手，负责汇报最终结果的。最终结果？结果已经出来了么？教授一阵恍惚，只听见女助手的声音传了过来："教授！实验成功了！我们成功了！"成功了么？成功了？！教授一时间突然觉得头有点晕，周围人的欢呼声也突然间变得模模糊糊，极为遥远。

"教授？教授？"女助手发现不对，赶忙扶住了教授，却见教授满脸通红，呼吸困难，她有点担心，刚想要叫人求助，却被教授摆摆手阻止了。

"哈哈哈哈，哈哈哈哈哈哈哈哈……"刘教授突然迸发出了一阵大笑，把女助手吓了一跳，就见刘教授笑得上气不接下气，笑得如痴如狂，正当女助手再一次担心教授是否疯了的时候，刘教授却突然直起身来，右手指着实验台的位置，指着上面躺着的第84号志愿者，大声地，大笑着对女助手说："看到了吗？看到了吗？我们，开创了人类新的未来！"

二　起源

公元2230年，人类已经突破了太阳系的束缚，足迹遍布了半个银河系，科技力量已经达到了一个空前的高度，对于宇宙的探索，也到了极为深远的地步，毫不夸张地说，若非宇宙间的最高速度只能达到光速，要想超过光速所要付出的代价太大，人类的足迹早已踏出银河系，前往宇宙的更深处。相应地，随着科技的发展，以及在宇宙间航行的需要，人类的寿命已经大大提高，一个自然人的寿命，以地球母星的环境为标准参照，在无病无灾的情况下可以达到500岁，在某些极为适合生存的环境中可以更长，而在冷冻冬眠的情况下，则是可以完全停止身体的新陈代谢，永远停留在那个年龄，直至解冻苏醒。在如此长的寿命下，人类自然没有了一些寿命短的时候的顾忌，开始做一些之前做不到或不敢做的举动，比如超远距离太空探索、太空漂流等。不得不承认的是，这些举动对于人类太空探索事业的进步，起到了极大的促进作用。但可惜，在宇宙间肆无忌惮的人类很快就又一次认识到了宇宙的可怕，并不是宇宙间那些恐怖的天灾，而是能够在宇宙间生存的一些可怕的病菌、一些有生物生存的星球上存在的能够迅速传染的致命病毒以及宇宙间各种射线带来的辐射类疾病。人类在初次遇到这些东西时，措手不及，导致了病毒的大规模传播，人类险些被灭族，所幸最后关头科学家根据在病毒的原生地发现的另一种物质制成了治疗药物和疫苗，才使得人类免于灭族。但宇宙何其大，能够致病致死的物质和微生物不计其数，人类在宇宙探索开发的过程中必然会遇到，每一次都会给人类社会带来重创，不计其数的人死去，文明疯狂倒退。所以，为了人类的发展和存续，在公元 2150 年政府启动了代号为"天启"的药物实验，试图通过药物防治的方式一劳永逸的解决病毒问题，加快人类开拓宇宙的步伐，鉴于此次实验规模的庞大和目标的遥远，实验不再秘密进行，而是向全人类征集所有有意向有能力的科学家和实验室进行实验。在进行了全人类最顶尖的头脑风暴会议，以及众多的临床实验后，最终敲定了以纳米药物的开发为实验的主要方向。作为人类最顶尖的纳米学专家，刘临渊教授就是应征参加此次实验的科学家之一，负责药物的原始开发以及同其他实验室同步进行的最终临床实验。但是出人意料的是，相对于原始开发的顺利，最终的临床实验却极为坎坷，先是人体的排异性导致药物中含有的纳米机器人不能正常工作，应征而来的志愿者出现很严重的后遗症；后又出现药力过强，致使志愿者身体机能紊乱，差点当场死去，种种问题接踵而来。到最后，原以为最浪费时间的原始开发阶段，只用了 30 年就已经宣告结束；而准备的极为充分，并且计划完成时间最短的临床实验，却整整耽搁了 50 年。

公元 2230 年 6 月 30 日，刘临渊教授所带领的实验室，终于在失败了 83 次之后，在第 84 次，成功地领先其他实验室一步，完成了"天启"的临床实验，用时 45 年。但在实验完成当晚，教授所在实验室疑似遭受不明身份人员袭击，发生爆炸，除教授与第 84 号志愿者下落不明之外，其余参与实验的人员全部死亡。再之后，所有正在进行"天启"临床实验的实验室全部遭受袭击，半数以上研究人员死亡，大部分资料被毁，50 年的临床实验，功亏一篑。由于每次袭击开始都毫无预兆，且是从实验室内部开始，军队和警察系统用尽了一切方法，都没有查出袭击人究竟是谁。至此，除去可能还活着的刘临渊教授和第 84 号志愿者外，所有"天启"的临床实验，皆要从头开始。

三　祸起

　　谢云躺在床上，愣愣地看着一片素白的天花板，虽然劳累了一天的身体已经极为疲惫，但他却一点睡意都没有，脑海里只有那天的场景，那个小巷，那个看起来似乎出身富贵的人，在以不可思议的手法放倒了自己之后，却并没有计较他临时起的歹意，把他带去警局或者直接打死，而是丢给了自己一个奇怪的瓶子，说自己若想摆脱现在的生活，就把瓶子里面的药吃下去。谢云没有立刻答应，这是一个在贫民窟求生存的人应有的警觉，那人也不在意，在看了一眼谢云之后，就转身离去，并说若是想好了，就把药吃下去，到时候自然会见面。想到此处，谢云坐了起来，从床底下掏出一个用布条包裹得严严实实的管状物，谢云把布条一圈一圈地解开之后，映入眼帘的，是一个奇怪的有婴儿小臂粗的玻璃管，里面有一片普普通通的白色药片悬浮着，很明显，这就是那个神秘人给他的"瓶子"，里面的自然就是能够让他摆脱现在生活的药。看着里面的药，谢云犹豫了很久，固然，他不喜欢现在的生活，不喜欢贫民窟的黑暗和麻木，但仅仅这样就要他相信一个来历不明的家伙的话，去吃下一片很有可能是毒药的东西，那也是不可能的。谢云趴在床上看着那个"瓶子"以及里面的药，莫名其妙地想起了母亲去世前跟他说的话：他必须要走出去，只有走出去，才不会一辈子都在贫民窟沉沦。想到母亲，谢云抿起嘴，眼圈红了起来，17岁的谢云，只有在这时候才表现出了一丝与年龄相符的脆弱。思念完母亲，谢云的眼神坚定了起来，他起身看了看不足10平方米的小屋，毅然决然地转身拿起"瓶子"，从里面拿出那片药，仰头吃了进去。

"啊！"药片吃下去不到几分钟，谢云就感觉浑身宛如针扎一样地疼，似乎有什么东西在迅速强行占据自己身体的每一处并进行改造。谢云疼得在地上到处打滚，屋子里的一些简陋的家具也被扔得到处都是，就连那张床也不例外，被谢云一把拽起，狠狠地砸到了墙上，把墙砸了一个大洞的同时，那张床也被砸得七零八落……所幸这里是贫民窟，这么大的动静才没有引起人的注意，而在离此地极为遥远的地方，一名正在咖啡厅就慢慢喝咖啡的年轻人猛然一回头，看向贫民窟的方向，嘴角泛起一丝不明的笑意，开始了么？

"嘭！"就在谢云感觉自己已经坚持不住，感觉自己要死在家里的时候，突然，小屋的门被人踹开了，一束灯光照了进来，从门外迅速涌入一群武装到牙齿，把除了眼睛头部包裹得严严实实的家伙，在极短的时间内占领了小屋的四个角落，并拿枪指着疼得在地上一拳一拳捶地的谢云，其中一个看起来像指挥员的人看了一眼谢云以及旁边诡异的依然完好的玻璃"瓶子"之后，拨通了耳麦："目标已经发现，药已经被吃掉了，目前处于第一阶段，是否进行处理？"得到肯定的答复后，指挥员对手下发出了开火的示意，几声枪响之后，谢云倒在了地上，不再发狂，似乎已经被击毙，最起码从那些人的眼里看是这样的。但在谢云的感觉中，却不是这样的，那几颗子弹打入谢云的身体之后，原本遍及全身的疼痛感却迅速消退，全部聚集在了那几处伤口处，分析，调整，止血，修复。在做完这些后，那些引起疼痛感的罪魁祸首扩散开，重新遍布了谢云全身，只是这一次的疼痛感却不如之前那么强烈了，趁此机会，谢云恢复了些许意识，他不知道发生了什么，但他知道自己已经不能在这里继续待下去，他踉踉跄跄地站起身，拨开身前的那些人，向屋外冲去。而在那些武装人员眼里，看到的则是谢云的"尸体"摇摇晃晃地站了起来，随手拍飞了自己的同伴，往屋外冲了出去。那名指挥员看到这些，制止了手下开火的举动，看着越跑越快逐渐消失在贫民窟复杂地形中的谢云，再一次拨通了耳麦："目标第一阶段已经完成，我们失败了。"随后，接到命令的他看向周围的手下："撤退！"

四　抉择

　　陈清是刘临渊教授的学生，最受喜爱的那种，也是刘教授实验室的助手之一，曾经是。但进行第 84 次实验前夕，刘教授曾单独找到陈清，要求她不要参与第 84 次实验，陈清不解，与刘教授大吵了一架，然后负气离开了实验室，并未参加第 84 次的实验。陈清至今都还记得，当时教授的脸色很差，但好像并不是因为自己与他吵架，而是因为别的一些事情，再之后，就传来了实验室被袭击的消息，那么，教授他是提前察觉到什么了么？陈清回过神来，回头看了看桌子上装着药片的"瓶子",却是突然觉得自己多想了,线索不够,再怎么想也无济于事,把药吃了不就知道真相了么,只是她作为几乎全程参与了"天启"开发的研究员,这种药物的副作用她也是一清二楚的,那么到底要不要吃呢?这片药是陈清早上在床头发现的,瓶子下面还压着张纸条,说若想了解事情的真相,就把药吃了,到时候自然就知道如何去找寻真相。陈清很想知道真相,因为这不仅关系到刘教授的生死,也关系到她的清白,虽然表面看起来自己周边依然风平浪静,但敏锐的陈清已经察觉到了,作为唯一逃过实验室爆炸的研究员,她已经被人盯上了,不管是警察还是其他人,都已经在关注她了,更主要的是她也不知道真相,所以一旦落入那些人手里,能不能全身而退就不好说了。那么只有一个选择了吗?陈清看着眼前的药片,下定了决心,那么,就让我看看"天启"的力量吧,陈清仰头将药片服了下去。瞬间,剥皮抽筋一样的疼痛就吞没了陈清,陈清忍耐着,捂着自己的嘴尽量不让自己发出声音,但真的很疼啊,陈清总算明白了实验前期,那些没有服用镇定止痛药剂的志愿者为什么叫得那么惨了,这种疼痛简直能让人后悔来到这个世上。就在陈清感觉自己撑不住的时候,她感觉到门外来人了,已经被疼痛吞没了理智的陈清一声低吼,朝门口撞了出去,沉重的大门被陈清轻易地撞飞了出去,顺便还带飞了在门口严阵以待的数名武装机器人,陈清血红着眼,冲进人群中乱打一通,硬生生在拥挤的楼道中打出了一条通路。凭借着最后一丝不被抓住的执念,陈清朝着感应到的位置冲了过去,脑海里有一个声音在告诉她,只要到了这个地方,就能知道真相!在离陈清住处不远的一栋楼房顶天台上面,有一名年轻男子站在天台边缘,看着陈清的住处,默默地感知着,当陈清从住处冲出来的时候,男子脸上泛出了一丝笑意。第二个，男子心想。在确认了陈清已经安然冲出之后，男子转身下了天台，不知所踪。而陈清，在冲出住处之后，也很快消失了踪影。

五　逃亡

谢云躲在一栋主人外出的房子里，仔细回想着这几天发生的事情：那天谢云从家里冲出来之后，就一直漂泊，不知道去哪，但脑中一直有个声音在告诉他，要前往 H 市最高的那栋明珠之塔，只要到达了那里，就能够知道真相，彻底地过上不一样的生活。不知该去向何处的谢云只能顺从这个声音，一路躲躲藏藏的向 H 市赶去，但奇怪的是，无论他躲到哪里，那些武装分子总能够轻易地找到他，试图消灭他，而且携带的武器也越来越强力，从刚开始的高斯突击步枪，直到后来高能激光炮，都被用来对付他这个肉体凡身，更加奇怪的是，无论是多强力的武器，打在谢云身上造成多严重的伤势，谢云都能在极短时间内恢复，并且这类武器下一次的攻击威力锐减，这种能力，简直就像是不死……以及进化。谢云其实很害怕这种能力，作为一个聪明人，他一直都很清楚地知道，得到多少就要付出多少。更何况是大脑也被强化的现在，所以他很清楚的计算出了自己继续这样急速进化下去的结果，那就是在进化到最终的那一刻，耗干身体所有的能力以及潜能，化为飞灰。所以这些天谢云一直的思考一些事情，那就是那个年轻人为什么要把那片药给自己，以及为什么要去 H 市的明珠之塔，但终究是线索不足，无法分析。想不通就不想了，反正到了明珠之塔就知道了。谢云也是个豁达的人，很干脆地就放下了这些疑惑，打开了全息显示器，打算看一些电视剧之类的，这可是贫民窟没有的享受。但很快，谢云就被一则新闻吸引了："近日，警方联合太空军的特种战斗小队对疑似袭击'天启'实验室的人员进行了追捕，但因犯罪分子极度狡猾，导致警方最终功亏一篑，现警方已对共计 6 人的犯罪分子进行了通缉，以下为犯罪分子的通缉令，希望广大市民能够积极提供线索，以便警方早日抓捕，另外，这些犯罪分子穷凶极恶，广大市民在遇到这些犯罪分子是不要轻举妄动，尽快向最近的警署报警，以免受到不必要的伤害"。谢云看着通缉令上面自己的脸，傻眼了，难怪那些人能够动用重型武器，而且警方跟军队就跟消失了一样没有丝毫动静，那根本就是警方跟军队的人啊。平复了下心情之后，谢云把画面倒了回去，看着那些通缉令。跟我一样的还有 6 个人么？应该就是意识中感应到的那另外 5 个点了，谢云心里想着，然后抬头望着耸立在 H 市最中心的明珠之塔，自言自语："那么，就让我们来一起揭开最后的真相吧，不过首先，还是要解决眼前的麻烦啊。"看着眼前破门而入的警察、武装机器人以及据说是特种战斗小队的人，谢云露出了一丝苦笑，然后——破窗而出！！！

谢云不知道的是，当他抬头望向明珠之塔的时候，陈清也刚好抬头望向了明珠之塔，与谢云一样，她也被警察通缉了，也同样的被追捕了好几天。不过与谢云不一样的是，她更加清楚体内力量的来源，也更加清楚这股力量的运作方式和副作用，毕竟，那种药物的研制她可是全程参与了其中的，对药物的各种性能自然知道得清清楚楚。她所疑惑的是，为什么这个药物会流传到外面，实验室试验用药都是一次性的剂量，多的部分在实验后就会被销毁，根本不可能会有多的，但现在，她体内的力量清清楚楚地告诉她，这就是那个药，而且还是已经最终完成的版本，还有 6 片之多！这些都是她所不解的，但没有人来告诉她真相，所以，她只能前往明珠之塔，去找寻到真相，证明自己的清白，以及把身体里的药物剥离出去！谢云察觉到副作用，她感受的更加细微，所以一路逃亡的过程中他都尽量减少与警方武装人员的正面碰撞，怕的就是进化加速，在自己还没有找到真相之前就被耗干。但她明显小瞧了警方抓捕他们的信念，还是受了几次不小的伤，感受这体内超越人类的力量，陈清只有忧心忡忡。忽然，正在望着明珠之塔思考的陈清回过了神，被强化过的五感告诉她，有许多人在迅速且轻盈地接近她藏身的这栋房子，想来必定是警方和军队的人了。陈清观察了一下周边的环境，苦笑了一声："居然跑进了死胡同，又只能硬来了么？希望我还能扛得住。"陈清微微低身，朝墙一拳打出，"嘭"的一声巨响后，墙面破出了一个大洞，陈清一个加速，迅速从洞内钻了出去，打飞周围的武装人员，向着明珠之塔奔去。

六　真相

"人类在接近真相的时候，往往会惧怕真相。"将要踏入明珠之塔的陈清，突然想到了这句话，这句前贤说的至理名言。同样的，陈清也有些惧怕，惧怕真相如自己想的那样，如果真是那样的话，我就只有……陈清摇了摇头，似乎这样可以把脑海中那不祥的想法甩干净，她知道，自己必须踏入这座巨大的建筑，才能够找到真相，才能够找到刘临渊教授。陈清是个孤儿，是刘教授把她领养回了家，并且送她上学，悉心教导。陈清也没有辜负刘教授的期望，不管是初级教育、中级教育，她都是学校里面成绩最好的，并且以极其优异的成绩保送去了地球母星最好的实验室去完成高等教育，而当时的刘教授，则是那所实验室的主要负责人。就这样，陈清一步步成长为了一名优秀的科学家，也成功地进入了刘教授实验室的助手行列。刘教授对于陈清，已经不仅仅是养父那么简单了，而是她生命中最重要的人。这次实验室发生事故，刘教授下落不明，陈清其实才是最急的人，只是天生聪慧的她知道，只有冷静才能寻找到一线生机，所以她强行让自己镇定了下来，当她看到那片药的时候，天知道她其实有多么兴奋，但她克制住了自己，因为她本能地感觉到有人在监视着她，所以她才表现得那么犹豫，但到最后，她还是毫不犹豫地吃下了那片药，即使她知道"天启"的副作用，是的，那片药就是"天启"，现在，她已经接近了真相，只有一步之遥！陈清看着最后一层阶梯，一跃而上，期待着真相的到来。但她首先看到的，却是从其他方向分别上来的谢云以及另外4人，明珠之塔，有6个上顶层的楼梯，却是刚好对应了他们6人。除去她和谢云外，另外4人分别是2男2女，却是不知道是不是这一切的始作俑者事先挑好的了。6个人站在塔顶，相互戒备，虽然这几天他们时刻都能够感知到对方的存在，以及清楚对方跟自己是一样的遭遇，但现在情况不明，谁也不知道始作俑者是否在其他5人当中，所以，谁也不敢轻举妄动。

　　"欢迎来到明珠之塔，这颗星球最高的地方。"随着一阵鼓掌的声音，一个年轻人缓缓从塔顶的管控室走了出来，之前6个人相互戒备，却是谁都把最可能有人的管控室给忽略了。除陈清外的其他5人看清楚这个装神弄鬼的年轻人的相貌后，脱口而出："果然是你！"陈清却是一脸茫然，她并没有见过这个年轻人，只是依稀地觉得这个人有点眼熟。"把我们聚集到这里，你的目的是什么？"谢云率先发难了，他本来只是想过好一点的生活才吃下了那片药，可是现在却连贫民窟那平静的生活都被打破了，被人追杀，被警方通缉，这一切的一切都已经让谢云的怒气攀升到了顶点。如果不是为了问出真相，谢云早就挥舞着拳头上了。相比与谢云的怒气冲冲，刚刚走出来的年轻人却是从容不迫："我知道你们想问什么，在回答你们的之前，我想问一下，'天启'的味道怎么样？"此话一出，除了早就知道这一点的陈清，其余5人全都变了脸色，"这是'天启'？'天启'不是只是声称能够治愈所有病症的万能药么？现在这个药给我们身体造成的变化暂且不说，那极为强烈的副作用是怎么回事？"6人中的一名个子较高的男人急切地发问道。从管控室走出的年轻人停顿了一下，似乎是在组织语言。"这为什么不能是'天启'？你们想象中的'天启'是什么样子？只要吃下一颗百毒不侵？你们现在不就是喽？不死，还能持续的进化，多么完美的感觉。你们要知道，你们就是人类新的进化之路的开拓者，是人类的先驱，你们不感觉到高兴么？这是多么光荣的一件事！""不，你撒谎！"从几人身后的楼梯处，走上来了另外一个年轻人，身姿挺拔，举止优雅，显示出了良好的家教，这个人陈清认识，是当初实验室第84次实验的志愿者，叫赵庭玉，也是当初实验室爆炸案件下落不明的两人之一，既然第84号志愿者已经出现了，那么另外一个年轻人是……陈清不敢置信地扭头看着先出现的那个年轻人，那人看着陈清在看他，却是显现出了一丝慈爱的笑意，"没错，清儿，你想得没错，我是刘临渊。"陈清如遭雷击，尽管之前已经有所猜测，但陈清始终都在说服自己，不让自己往那方面去想，但现在事实已经摆在了眼前，容不得她不信了。"为什么？"干涩的声音从陈清的嘴里发出，充满了苦涩和绝望。"在叙说原因之前，我想还是详细的给其他几位小朋友讲述一下事情的经过吧。"年轻人或者说是刘临渊教授看向了另外几个目瞪口呆的人，缓缓地说起了真相，"'天启'最开始的目的，的确只是研制出一种可以抵抗所有病毒的药物，在经历过全人类最顶尖科学家的头脑风暴后，我们敲定了以纳米机器人为主体的研究方向，也完成了初步的研究，到了临床实验的阶段。但在这个时候，我发现了一个问题。"刘教授环视了一下在场的人，继续讲述："那就是这种方案，只是暂时的，只能够暂时的解决病毒问题，人体本身没有任何改变，一旦下次在没有'天启'保护的情况下再次感染病毒，还是会死。所以，我就偷偷地把方案修改了一下。在纳米机器人中加入了一些陨石微粒，修改了部分程序，使纳米机器人拥有了诱导基因突变的能力。""下面的部分我可以替你讲。"赵庭玉突然打断了刘教授的话，"作为第一例成功的实验体，我想我还是有发言的资格的，'天启'虽然看起来只是一粒药片，但其本体却是数以亿万记的纳米机器人，服用后会迅速扩散至人体真皮层下，一是可以有效抵抗病毒的入侵，二则是在人体感染病毒的情况下，迅速杀灭病毒并对人体进行修复。确实可以说是万能的药物。"赵庭玉看着刘临渊教授，眼神幽然，"但是刘教授修改过的'天启'，却走了另外一条道路，在服用'天启'后，纳米机器人会迅速接管人体的各项系统并加以改造，由于是强制改造，所以这个过程会异常痛苦。改造完成后，人体会拥有超人一般的生命力和能力，这本来也是好事，但问题就出在了那些陨石微粒和后添加上去的基因诱导程序上。基因诱导程序，再加上陨石微粒所携带的辐射，会在人体面临某些环境时，强制诱导人类基因产生进化，进而使人体适应那种环境，但相应地，人体本身的能量和潜能并不能支撑这种快速的进化，所以在进化到一个顶点之后，人体就会因为耗尽了能量和潜能而化为飞灰。他通过纳米机器人之间的信号传递以及大脑的催眠暗示把你们召集到明珠之塔来，则是希望你们进化到极限、化为飞灰的时候，能够通过平流层把纳米机器人扩散到全球，进而感染所有人，毕竟'天启'他也只剩了7片，对吧？刘临渊教授。"刘教授意外地看了一眼赵庭玉，有些诧异："看来舰队那边也是有不少能人的嘛，能分析得这么全面，但是刚才你也说了，这是促进了人类的进化的，只是因为人类本身的能量不足才会导致有人死的，这种问题只要一个便携式能量瓶就能轻松解决，与全人类的进化比起来，这种代价不值一提。""所以我才说你说谎啊，刘教授！"赵庭玉的眼神瞬间犀利了起来："那我问你，那蕴含着纳米机器人总机的那粒'天启'，在哪里？是被你自己吃了吧，所以你才能把自己的这副面皮改造成现在这样。纳米机器人的总机，拥有控制所有机器人的权限，在纳米机器人感染所有人类，迅速自我增殖之后，你的目的，真的只是促进全人类进化那么简单？"刘教授原本温和的脸色瞬间严肃了起来，他注视着赵庭玉，缓缓地说道："看来我还是小瞧了你们啊，居然知道这么隐秘的事，对，没错，在全人类都感染纳米机器人后，掌握着总机的我，自然就是世界之王，想要谁死，只是一个响指而已，那么，赵庭玉少校，你们打算怎么做呢？"

七　终结

听到刘临渊教授近乎挑衅的话语之后，赵庭玉却并没有动怒的迹象，而是自顾自地继续说着话："这套系统如果没有这种致命缺陷的话，其实是接近于完美的，刘教授确实是全人类顶级的科学家，只是我想知道，在持续的极端恶劣的环境下，人类的持续进化能够支撑多长时间。"刘教授脸色一变，伸出手看向掌心，随即脸色难看地看着赵庭玉，"高强度辐射光线？你们就不怕殃及下面的平民么？而且这种强度的辐射光线，'天启'系统只要几分钟就能完成进化，完全屏蔽辐射影响。到时候死的就只有平民，值得么？""放心好了，方圆20千米以内的平民都已经被我们迁走了，现在这整个城区，只有我们8个人，我唯一觉得愧疚的，就是把他们也拉上了。"赵庭玉扭头看着受了无妄之灾的其余6人一脸愧疚。谢云却是看着刘临渊，问道："所以你一开始就是打算让我们死是不是？""哼，是又怎么样，能够为人类的进化做出一份贡献，是你们的荣幸！"得到回答后，谢云又转向了赵庭玉："你完全不必感到愧疚了，因为我们总是一个死而已，既然必须要死，那么总要拉害我们的人垫背不是？"说完就冲向了已经想要逃跑的刘教授，缠住了他。但是作为总机也是最早开始进化的实验体之一，刘教授的进化程度似乎比谢云要高出很多，单单一个谢云似乎缠不住他，而被谢云突然的行动搞得有点晕的赵庭与除陈清外的4人也都赶上前去帮忙，使他无法从塔顶上逃脱。而刘教授在感知到自身进化速度的快速提高后，终于焦急了起来，突然他看到了知道真相后就一直沉默的陈清，终于忍不住大声呼救了起来："清儿，帮我，我们只要逃出这个地方他们就奈何不了我了。"陈清低着头，缓缓地走向了战场，刘教授大喜，却只见陈清突然加速，一个拥抱把刘教授锁住了，她对刘教授说："爸，不要一错再错了。"刘教授终于慌乱了，拼命地想要挣脱逃离，却无济于事，终于，在明珠之塔上空的战舰切换的几种不同的高强度辐射光束后，在场的所有人，都进化到了极限，慢慢地化成了飞灰，在消散的最后时刻，刘教授对始终从背后抱着自己的女儿说了一句："清儿，对不起。"

多年以后，此次事件的风波早已平息，人类也真正拥有了能够完美应付各种疾病的药物体系，而在史书上，对于此次事件的评价只有那么几行字："公元历 2230 年，人类顶级科学家刘临渊教授背叛人类，妄图使用药物控制所有人类，但被其养女陈清以及时任联邦隐龙号指挥官的赵庭玉少校等人阻止，最终失败，后刘临渊教授被人类法庭追判反人类罪，对赵庭玉少校等 7 人追认人类英雄，授予最高荣誉勋章。"

点 评

主题深刻，构思完整，叙述独特，结尾可取。

（本篇荣获专业组三等奖）

活着

林滔
福建医科大学附属第一医院

一 冷冻

无影灯下，几位医护人员忙碌地配合着。主治医生宣布芳子临床死亡之后的 30 秒内，临床响应医生迅速向她体内注射了 ssa-2 防冻因子、抗凝剂和营养中枢神经等药物，并通过循环系统快速输注冰盐水进行物理降温，同时实施气管插管，启动呼吸机等心肺支持设备，保障身体供血供氧，运用微创双通路体外循环灌注技术，在特制低温的手术台上逐渐降低体温……

手术室外的长凳上，新祥无力地斜靠着墙面，腮边满满的泪痕，他的脸色异样的悲戚、沉痛，漠然中似有无限悲伤……自从妻子芳子查出肝癌晚期，他就始终接受不了。一个欣欣向荣的幸福家庭，一个年仅 39 岁的年轻生命，怎么能这样戛然而止呢？和芳子商量后，夫妻俩终于决定在芳子临终时刻将她的身体冷冻起来。这是个艰难的决定，也是个稍微有点冒险的决定。虽然冷冻人体并不是什么新鲜事物，100 年前，也就是 1976 年，美国亚利桑那州的阿尔科生命延续基金就进行了首例人体冷冻术，之后俄罗斯和我国也都有开展，但目前为止，世界上的人体冷冻机构能操作的还是只有冷冻和保管，在为数不多的复活实验中，都是以失败告终。一方面因为当时的冷冻技术有限，冷冻机体在无循环的静止状态下细胞易逐渐凋亡；另一方面在冷冻和"复苏"过程中也会导致严重细胞损伤和破裂。但是，近年来有研究成果显示，已是世界顶尖研究机构的中国 ×× 大学生命研究中心从南极企鹅的克隆细胞中提取获得 ssa-2 防冻因子，与抗凝剂合用后，可以避免人体细胞在零下 200℃ 冷冻过程中形成冰晶而破坏细胞膜，同时联合外置系统设备，可以支持冷冻人体呈低温慢循环的超级休眠状态。这使得人体细胞呈休眠状态，而不是死亡，也使解冻——"复活"有了基础。新祥和芳子正是看到这条信息，才燃起新的希望，主动联系上 ×× 大学生命研究中心应征冷冻人体。他们希望在无法战胜的肝癌面前，选择另外一种方式活着，互相陪伴。

"嘀……嘀"手术室的门自动缓缓打开了，新祥立马站起来迎了上去，一位头戴蓝色帽子、身穿无菌服的护士推着一部特制的床出来了，床上一个密封的弧形玻璃罩子，罩子顶上闪烁着绿灯，芳子静静地躺在罩子里，周身萦绕着淡淡的气雾，她的头露了出来，脖子以下盖着黑色的金属箔，苍白的脸庞因为脱水，稍微显瘦了一点，她像睡着了，很放松很安详。新祥含泪亲了一口罩子，喃喃道："芳，你还活着，我知道……我会一直陪着你的……"他随着护士将芳子转移到中心的低温医学研究室，罩子被实验机器人转移至一个带自动补氮降温程序的设备中逐步降温至零下 200℃ 左右。

从此，每一年新祥都会带着俊宝来看芳子，陪着她聊聊天，给她听听她爱听的音乐，告诉俊宝"妈妈只是睡着了，等有复活和治疗技术时一定要叫她起来"……

二　复活

时光一晃过去了 92 年。

晴凯刚从美国哈佛医学研究中心毕业，他坐在返程的飞机上，脑海里一直回想着爷爷和爸爸从小就跟他讲的太奶奶的故事。爷爷老了，走不动了，但小时候爸爸每年还是会带着他去找太奶奶。他知道太奶奶 92 年前因为患上晚期肝癌，当时无法救治而被冷冻保存在××大学生命研究中心，而太爷爷临终前留给太奶奶的一个匣子，爷爷还细心地保存着，这是怎样一个凄美的爱情故事啊。现在已经没有人再患癌症了，因为初生婴儿，尤其是其父母或长辈在初生时携带癌症基因的，出生时就会被进行细致的全基因组测序，一旦发现癌症基因，医生会以细胞为载体，插入改序功能的正常基因片段，精准靶向导入目标细胞，使其一辈子也不会产生癌细胞的突变。基因药物和先进治疗手段的普及已经使癌症在当今消失得无影无踪了。

在哈佛的 5 年里，晴凯致力于研究一种光敏细胞能量剂，他和课题组人员从格陵兰岛某种苔藓中提取到一种具有特殊结构的光敏感化合物，经过提纯和进一步修饰后，他们将这种化合物制成冻干纳米囊泡，添加在生理盐水中输注冷冻动物静脉，循环转运到人体细胞内。这是个神奇的东西，它在经过"光调制器"的特定激光照射下，会发生电子跃迁，电子瞬间从基态到激发态，再从激发态回到基态，从而在细胞内释放出恰到好处的能量，刺激冰冻机体的细胞器，使细胞"苏醒"。通过实验，他的团队已经可以让 10 只冷冻了 30 天的小白鼠和 5 条冷冻了 365 天的狗狗重新复活。

"嗯，是时候叫醒太奶奶了！"晴凯托着下巴看着窗外的云朵，暗自思忖。

在 ×× 大学生命研究中心的全力配合下，晴凯将药物通过体外循环系统注入芳子的体内，并进行部分血液置换和梯度式的升温。智能手术机器人把芳子转移到了激光舱，红色、蓝色……不断变化的激光，脉冲式扫射着芳子的身体……时钟"滴答""滴答"地走着，所有人都屏息静待。"动了，动了！"晴凯激动地跳了起来。只见芳子微微动了动指尖。所有的人欢呼雀跃，这可是我国首例冷冻人复活啊！晴凯走出手术室，拨通了指尖通讯器，他要把这重大的好消息先告诉爸爸、爷爷，他的眼角闪着激动的泪花。

三　治疗

"妈妈""奶奶""太……太奶奶……"，爷爷和爸爸噙着泪，围在太奶奶身边。

"我是您的俊宝啊，您还记得吗？……这是您的孙子灿星，这是您的曾孙晴凯啊……"爷爷颤悠悠地用手指着身边的两个人。

晴凯站在爸爸身后，他感觉有些尴尬，眼前这位太奶奶不过比他大不了几岁，他有些喊不出口。

刚被接到家里，芳子也有些不习惯，除了每天昏沉沉地睡，醒来就是被两位老人围着，尤其是那位坐在轮椅上白发苍苍的老人，他叫我"妈妈"，难道真的是我的俊宝吗？再认真看，似乎有模糊的印象，但感觉又很陌生，想着想着又睡着了。

回到家 3 天后，晴凯觉得太奶奶的情况基本稳定了些，可以带她去做个全面的检查，看看原来疾病的情况。

在 ×× 医院激光影像中心，芳子注射了带纳米级生物芯片的夜光藻素脂质体。何为夜光藻素？就是从深夜海边蓝眼泪的主角——夜光藻提取的一种天然生物荧光剂，将它载在带芯片的智能脂质体内，在计算机的引导下就会特异性进入癌细胞，在腔镜视野下肝癌病灶就会清晰地显现出荧光。智能激光影像扫描仪每间隔 3 分钟扫描 1 次，图像自动传入旁边的诊断系统，通过超级计算机精确计算比对前后图像变化计算出肿瘤的生长情况。医生告诉晴凯一个好消息和一个坏消息。好消息是肿瘤没有转移，只有一个原发灶；坏消息是瘤体长势较快，结果还不容乐观。

晴凯运用较成熟的基因药物治疗手段，从芳子身上提取正常细胞作为载体，将治疗基因片段插入，靶向导向具有亚临床转移迹象的细胞。这只是第一步。截断了肿瘤转移的可能，但正在迅速生长的原发灶肿瘤怎么办？由于在基因药物的干预下，现在从未有人会得癌症，市面上也没有任何抗癌药物，怎么办？重新冷冻对脏器细胞会有毁灭性影响。既然没有退路，那就自己造吧。

晴凯从未感觉到自己肩负如此重大的责任，但一旦决定了，就义无反顾。他扑进实验室，夜以继日。他发现癌细胞的微环境与正常细胞相比呈弱酸性，聚焦超声波与现有的光动力激光治疗仪相比穿透力更强、能量更大。于是，晴凯把从哈佛带回的光敏细胞能量剂进行修饰、改造，利用基团反应发生器接上了 pH 敏感基团和超声波敏感基团，在将新药物靶向导入肿瘤细胞后，把超声能聚焦于肿瘤灶，在聚焦超声的动力作用下，新药物在癌细胞内产生了过量单态氧。单态氧犹如挥舞着狼牙棒的我军将士，不断攻击着癌细胞的细胞核和线粒体，最终导致癌细胞凋亡。他惊喜地看到小鼠经过2次治疗后肿瘤停止了生长，又经过3次治疗，肿瘤开始逐渐消退。经过反复动物实验，效果明确。晴凯向国家药监局申请紧急用于治疗。因为情况特殊，考虑到是全国首例，而且还有很多冷冻的癌症患者等待治疗，药监部门特事特办，一路绿灯。

可是，晚期肝癌的芳子仍吃不下东西，体质极其虚弱。晴凯又翻看了很多中医典籍，他希望结合中医能缩短治疗和恢复的时间。原来中医学对肝癌早有认识，《灵枢·邪气脏腑病形》中已有"肝脉……微急，为肥气，在胁下若覆杯"的类似记载。肝癌属于中医学积聚、痞气、臌胀、黄疸等范畴，中晚期大多以肝肾阴虚、气滞血瘀、肝气郁结为主要证候，应分别采用一贯煎、膈下逐瘀汤、丹栀逍遥散加减，各型均加服复方三甲散以软坚散结、健脾消食。合上书，晴凯思考着，中医传承上千年，辨证治疗理论和手段肯定有独到之处，但以前科学不发达，对中药的处理有些粗糙，能否……他心中对明天的任务已经明确。他改进了汤剂科学制法，先用仿生学手段处理中药，再采用分子撞击，最大限度地提取出有效成分。

终于，在间歇聚焦超声动力联合中药治疗4周后，芳子已精气恢复、胃口大开。再去X医院激光影像中心检查，发现肝癌原发灶已基本消失，甚至原来的肝脏纤维化也在逐渐好转。

四 结局

在晴凯的治疗和照顾下芳子恢复得很快。她已经融入了这个大家庭，开始帮忙灿星一起照顾俊宝。但芳子总觉得有心事，她的记忆在慢慢恢复，她隐约想起了新祥……

"俊宝，爸爸以前有说过什么吗？"芳子递了杯热水。"妈妈"俊宝缓缓放下杯子，"我一直很矛盾要不要把爸爸留给您的匣子给您，怕您想到爸爸，怕您伤心……不过我想了很久还是决定要亲手交给您，这是爸爸临终前的交代。"俊宝摇着轮椅，取出了黄绸布包裹的匣子递给芳子。匣子上雕刻着两只猫，一只蜷腿卧着，一只站在旁边，这一定是他们以前养的宠物猫"欢欢"和"嘻嘻"吧，匣子前面镶着他们俩的结婚照，那洋溢幸福的笑容，仿佛就在昨日，芳子忍不住滑下泪来。她迫不及待地打开了匣子，匣子中间静静地躺着小指尖盖大小的生物电脑芯片。原来新祥在临终前把全部的记忆通过生物电波转移到了这块小小的固化的生物电脑芯片。插入现代计算机后，通过光影成像，新祥的记忆立体式呈现出来。

两人一起逛街、买菜、做饭；一起带着俊宝上幼儿园；周末一起开心旅游……两人一起含泪商量冷冻人体；每年新祥带着俊宝去陪她聊天、听音乐……新祥走不动了，躺在床上翻看着电子相册的老照片……他对着电子相册里的她说：

我知道

你还活着

只是累了在静静睡个觉

我会一直陪着你

有一天你起床了

不用担心

我也还活着

只不过是出趟远门

我会一直陪着你

......

芳子擦干了眼泪，扭头说道："俊宝，你爸还活着……"

2018 年 10 月 27 日

点 评

小主题，大立意，展现了未来医学与生活的图景。

（本篇荣获专业组三等奖）

寸草心

王玉鸿
辽宁中医药大学

　　"现在是北京时间 2118 年 5 月 16 日 19:00，欢迎大家收看今天的新闻联播节目。今天的重要内容之一是，我国达诺非亚医药公司首次研制出抗癌高效药——寸草心！对于各种癌症临床应用有效！其治愈率达 99%！困扰医学界多年的难题终于在今天被破解！"节目主持人激动地说道。

　　春晖窝在废弃居民楼的一个角落，面前是一台破旧的电视机，寒冷的秋风从墙缝里钻进来，像刀片似的刮过春晖单薄的身体，他忍不住打了个寒战。听着主持人的播报，春晖的嘴角明显地微微上扬，不停地抽搐着，"妈，我终于能救你了……"，两行热泪从春晖的眸间悄然滑落。

一　回忆

　　春晖出生于 2088 年 12 月，母亲是工厂的普通工人，父亲从一出生就没有见过。春晖问起时，母亲总是摇摇头，不愿提及。2088年，人类世界高度文明，但是贫富两极化尤其严重。在世界的各个国家，人类都被分为两类人，一类人被称为"金"，拥有发达的科学技术和社会上的大部分财富；另一类人叫"木"，他们寄生于金人所丢弃的各种废物。金人住在最新研制的飞船中，那里有最甘甜的水和最清新的空气，以及源源不断的各种能源。那些飞船似乎是一个个崭新的小地球，生机盎然，美好无限。而木人却相反，他们居住的地球，环境污染严重，技术和能源等资源极度缺乏，甚至只能依赖 21 世纪 50 年代遗留下来的房屋、工厂、石油等残缺资源才能勉强存活下来。

　　身为木人的春晖不甘心待在木人的世界里，他经常趁守护金人飞船的机器人补充能源的空当，借着自己打小就不错的武术底子，身手敏捷地溜进飞船，偷取能源球，佯装金人在飞船中逍遥快活。一次两次倒还好，次数多了，他就被金人的管理局给盯上了，就这样，金世界将春晖列为重点通缉对象。

　　就在春晖第五次准备再溜进飞船中时，他的手机收到了一条来自木世界中心医院的消息——"您好，春晖先生，您的母亲现在正住于我院，请您速到我院办理相关手续——木·中心医院。"春晖心中顿时一沉，好像有个千斤巨石压在心头，让自己喘不过气来。他早就料到有这么一天，只是没想到，这一天来得如此之快……木世界环境的恶劣，早已使大部分木人患上不同类型、不同程度的癌症，然而这种人类对抗了几千年的病症，几乎无药可医、无药可治。即使在是科技高度发达的金世界，医疗技术也只能使病人在承受一定痛苦的情况下尽量延长他们的生命，要想治愈绝无可能。

春晖赶到中心医院时，母亲正躺在病床上，呼吸微弱，脸色苍白，嘴角还有刚刚剧烈咳嗽后留下的丝丝血迹，病情通知单上"肺癌晚期"四个字像四根针，深深扎进春晖的心脏里，很疼很疼。与此同时，那四根针不仅扎进去，似乎还在疯狂地搅动他心里的每一根血管，刺激他大脑中的每一根神经，痛苦、压抑、麻木，一刹那统统席卷而来。他不知道自己是如何一步一步跪着到了母亲病床边的。

"对不起，妈，对不起……"春晖哑着嗓子，泪水满面，不停地重复着这句话。母亲微微睁开眼睛，凹陷的眼眶里浮现的眼神是那么的平静，那么的坚定。她从枕头底下抽出一封信，颤抖着递给病床边的春晖。

"孩子，从小你的性子就野，不愿受我管教。但是，我多希望你能好好读书，能够正大光明地走进那个金世界，成为金世界的大人物，为我们木人树立一个榜样。你要知道，木人不应该这样堕落，也不应该这样臣服……其实，很早之前，我就感到身体不适，对于自己，我没有什么遗憾了，唯一放心不下的，就是你。妈没用，没能让你生在一个好的环境里，以后更是再也不能照顾你了，你要好好爱惜自己，不要再去冒险了……现在，我只想静静地躺着，好好地睡一觉……这一生，太累了……"

春晖读完信，望着母亲，心中满是自责和痛苦。他恨自己，恨自己在母亲最伤痛的时候，自己只有束手无策。他强忍泪水，替母亲擦拭了脸，为母亲盖好了被子，拖着沉重的身躯离开了病房，向走廊的另一边缓缓走去。整个走廊隐约回荡着一个男人的抽泣声，仿佛一条条泪痕散落在走廊的每一个角落，散发着幽冷的光……

一个计划也由此产生。

二　计划

　　春晖知道，哭泣不过是无济于事。春晖更不愿意就这样放弃，为了母亲，自己必须去金世界试一试。而当务之急，就是要赶紧找到金世界医疗信息中心的 D 型肺癌药物系统。尽管这个药物系统只能暂时维持母亲的生命。

　　由于现在正被通缉，又因为此次目的特殊，所以这次春晖格外小心。如以前一样，守护着金世界飞船的机器人在午夜一点的时候，会进入能源不足阶段，这时候辨识警报系统能力降低。动作敏捷的春晖从机器人补充能源的舱口迅速跳入，到达金世界后，他换了一身衣服，便直奔金世界医院。凭借自己以前从金世界的能源球里获得的地图，他找到了金世界医疗信息中心控制室。

　　他将事先收集好的母亲的头发放入药物初始检测箱，检测箱立即开始检测头发所属人的一切病症、身体状况，以及各项身体指标，并自动打开所需合成药物的系统，"嘀……药物芯片合成完毕。"不到三分钟，系统就发送出了一个如小指甲盖般大小的药物芯片。"就是它！"，春晖欣喜若狂，他拿着芯片，准备回去。在即将到达舱门之际，时间刚好是午夜一点零一分，已经过了一天了，只差一分钟他就可以回到木世界，可能是路上耽搁时间太久。没办法，他只能在凌晨三点时，在金世界排向木世界的废弃物管道打开时，通过管道回去。如果是平常，他绝不会这样做。因为，管道中布满了各种令人作呕的不明微生物和废弃物。春晖咬了咬牙，扒开废弃物，爬了出来，他终于又再次回到了木世界。

　　病房里，春晖将药物芯片放在母亲背部，用药物分子启动仪激活芯片内的 D 型肺癌药物分子，芯片内的药物慢慢进入春晖母亲的体内。可他知道，这远远不够。

之后，母亲虽然没有了生命的危险，但伴随而来的，却是身体上夜以继日地折磨。在春晖的印象里，他曾经在能源球里看到过关于新型癌症药物的研究报道，所以他现在能做的，只有等待金世界那边的消息，以及尽自己最大的努力帮助母亲减少痛苦。

三　寸草心

功夫不负有心人，漫长的 3 个月过去了，电视上播报员说的"我国达诺非亚医药公司首次研制出抗癌疗效药——寸草心。"让躲在楼里的春晖不禁喜极而泣，即使秋风瑟瑟，他也丝毫不觉得寒冷。此时，他的内心装满的，是熊熊而烧的希望的火焰！母亲再也不用遭受身体上折磨人的痛苦了！想想几天前的夜里，他在病房外常常能听见母亲因疼痛而发出的声声呻吟，心都要碎了。

只要这次，他还像上次那样万无一失地将寸草心的药物芯片取回，将药物植入母亲体内，母亲就又会像以前那样健健康康地陪在自己身边。于是，春晖决定最后一次潜入金世界，回来以后，发誓要认真看书学习，好好地研究从金世界带回来的能源球和药物芯片。他还要以学者的身份正大光明地迈入金世界的大门，成为木世界的骄傲，并帮助众多木世界的癌症患者，让他们都可以存活下去。春晖想着这些，眼前仿佛看到了一束极其闪耀而美丽的阳光。

又是午夜一点，同样的舱门，他纵身一跃，跳了进去，来到金世界。依旧是上次熟悉的路线，他手里握着一颗能源球，来到金世界医疗信息中心控制室。如同上次的操作，春晖将母亲的头发放入药物初始检测箱，机器自动弹出寸草心药物芯片合成系统。三分钟后，一枚心形寸草心药物芯片成型。春晖开心极了，恨不得立刻就飞回到木世界。

突然，控制室的警报系统响了起来，整个控制室瞬间一片黑暗，春晖意识到自己已经被人发现，赶忙靠着触觉拉开了控制室的门，同时又感到全身一阵麻，重重地倒了下去，不省人事。

再醒来时，春晖发现自己被锁在一个高强度电流网的囚室里，电流网外是金世界管理局的人。

"小子，你以为上次跑得了，这次还跑得了吗？"一个金人满脸不屑得讽刺道，"寸草心是你们木人想动就动的吗？你就等着受刑吧！"另一个金人附和道，"哈哈哈……"没过一会儿，金人管理者们都笑着离开了，似乎在等一场好戏。

春晖面无表情，待金人们离开后，春晖将衣内的能源球拿出，用电网打出一个洞，从囚室中逃了出去。

他知道，金人们不久就会发现他逃出来了，不过幸好之前在制作寸草心的芯片时，为了防止意外，他用药物翻刻系统多制作了一块芯片。他将能源球调成载物模式，将寸草心芯片插入其内部，扔向天空，希望木人们能发现它，而自己朝着反方向跑去。

四 三春晖

前面是大海，自己的脚下是悬崖，后方是金世界小型载人追踪器。仍然是午夜一点，没想到，虽然逃出了金世界的飞船，终究是逃不过地球的大海。死在木世界，也算回家了吧……"金人们，你们听着！总有一天，我们木人会有甚至超过你们金世界的发达的技术，我们会将你们不要的世界，改造成没有病痛、没有歧视的，最完美的世界！"春晖用力嘶吼着。

"谁言寸草心，报得三春晖。我终究还是没能报答您，母亲，对不起……"两行热泪划过春晖的脸庞，他紧闭双眼，张开双臂，跳下了悬崖。大海将春晖瘦小的身影拥抱进无穷的黑暗中，永远，永远……

五　尾声

"不！不要！"男孩从梦中惊醒。

"醒啦。"坐在一旁沙发上的母亲边缝衣服边说道。

"现在是几几年？"男孩一脸疑惑地问道。

"你该不会是睡觉睡糊涂了吧？现在是 2018 年呀！对了，那个，昨天学校让你们写的科幻药物的征文写了没有，别睡了，赶紧起来写，早就报了名，到现在都还没写，真是够叫人不省心的！"男孩母亲催促道。

男孩似乎是想起了什么，微微一笑，吞吞吐吐地对母亲说道："那个，妈，我爱您！"母亲朝他笑了笑，将男孩揽入怀中，微微起唇："我也爱你！"

点 评

畅想了百年后的世界，情节生动，想象力奇特，人物描写较为细腻，科幻元素显著，是一篇很好的科幻小说。

（本篇荣获业余组一等奖）

拯救海马体

李永鲜

中国药科大学

"陈先生，签完最后一份声明就可以进去了。"

"好的。"

"还是得最后问您一下，您确定要进行吗？"

"我没有选择的，医生。"

2018年寒假，我已经在家待了半个月了，好像生活没有什么值得留恋的事，每天在重复一样片段的，躺在家里太久，手脚发软，做什么都没有力气，没有兴趣，好无聊好痛苦，我为什么在这里？

转眼又是空虚的三天，我呆呆地望着眼前的盒子，"我记得我最近没有网购啊？什么啊这是？"我研究着盒子的快递信息，又拿起桌上的剪刀打开这个纸板盒子。

纸板盒子里装着一个黑色的小盒子，看着很精致，是一个首饰盒的感觉。我摸索着打开它的方式，在盒侧找到一个拨动开关，盒子被缓缓打开，一股香甜的气息首先窜进我的鼻息。盒子打开了，排列着整整齐齐的褐色丸子，闻了一闻，感觉甜甜的。

"什么玩意,糖吗?"我上下左右打量这盒子,又转头回看快递盒子,一晃神,看见快递盒子底部还有一张小卡片,我放下黑盒子,拿起纸片。

"强身健体巧克力,本品味甜,主要功效为提升服用者心情愉悦度,同时具有增强免疫力,补充蛋白质的功效,配以一定户外运动,迅速帮您达到完美身材。"

"什么呀,甜品不都可以带来愉悦感嘛,还补充蛋白质,补充脂肪吧,哪来的创意糖果哇?"我瘪了瘪嘴,心中暗叹现在商家的小心思,拿了一颗放进嘴里,"味道还不错,不过,就这么小盒,是试样赠品。"我数了数盒子中的巧克力球,一共只有 6 颗。"味道挺纯的,不过怎么没加宣传单,顾客想买怎么回购哇?"

"明哲,吃饭了。"我听见妈妈的声音,应了她一声,随即放下盒子出门了。

晚饭过后,因为太宅,我被推出了家门,勒令一个小时后才能回家。

站在家附近的公路旁,因为住在高处,从这里望下去是半个村子的景象,眼下是一个铺满枯草和散落排列着竹林的小山坡,隐隐约约可以看见被它们遮掩的水田,田中的水因是冬季,只有薄薄的一层水皮,寒风刮过竹林梢头,卷落枯叶些许,竹林发出它独有的低低哀鸣,似乎想挽留时间,但也只是致敬了无法更改的自然规律,生命真的无法改变吗?

"明哲,明哲……"不远处传来熟悉而清脆的少女声,呼唤着我的名字,我身体微僵,不知作何反应。

"明哲,我在叫你呢,你倒是回个声啊。"少女站在我身后,强行把愣住的身体转了一圈,面向她。

我看着她明媚的笑脸,仿佛找到了在这冬日消失已久的太阳,慰藉了这些日子里我空荡的内心世界，眼眶不觉有些发热，不知如何说出与她的第一句对话。

"喂喂，你还在地球吗？"少女在我眼前挥了挥她白嫩的小手。

"嗯，欣姐，什么事？"我终于反应过来，傻傻地回了她一句不像样的话。

"哎哟，你想气死我呀，没事不能和你打个招呼吗？"欣姐皱了皱她的细眉，让我想起了《红楼梦》里描述黛玉的诗词——两弯似蹙非蹙罥烟眉，看着引人心疼，我也微微皱起了我的眉头。

"唉，你还给我走神了，回来回来了，召唤陈明哲的小魂。"欣姐开始开起了玩笑，似乎想要舒缓我们很久没见的陌生感。

"嗯，欣姐，到底要干什么呀，来陪我散步？"说着，为了压下脸上不自然的神情，我转身朝喧闹的地方走去。

"嗯，是有点事啦，你春节有什么安排呀？最近有什么事没呀？"欣姐跟上我的步伐，小心翼翼地询问着。

"没什么安排，也没事可做。"我故作冷漠地回答道，脚步缓下。

"那太好了。"欣姐与我并肩而走，把头转向我，对我开心一笑。

我抿了抿嘴，看着她明媚的笑脸，心知无论她有何所求，也愿意付出所有满足她，却脸上故作沉着，不愿多说什么。

"我有巧克力，给你吃。"欣姐掏出一个白盒子，拿出一颗巧克力豆，喂进我的嘴里。

我内心一阵波动，有些不明她的用意。

"怎么样，好吃吗？"

"还行，味道有点熟悉，啊，那个巧克力是你寄给我的吗？"

"嗯，寄给你？哦！是呀是呀，嘿嘿，吃人嘴软，拿人手短，所以你还是从了我吧"欣姐眯着眼睛，半开玩笑半威胁地说道。

"行吧,行吧。你想我做什么。"我心中一笑,故作无奈地说道。

"这不是村里要办春节晚会嘛,还有最佳表演奖呢。我和小洁寻思着表演个街舞,我两人吧,显得有些单调,你不是也学过街舞嘛,帮帮我们吧!"欣姐做出可爱的表情,向我眨了眨眼睛。

"表演啊……"我感到有些难为情。

"求求你了,帮帮忙吧,嗯?嗯。嗯!"欣姐拉着我的衣袖来回摇晃,配着她那可爱的小表情,我咬了咬牙,暗下决定。

"好吧。"

"耶,明哲最好了,我明天再来找你,还请你吃巧克力哦……"

夜晚,我躺在床上,回想和欣姐的互动,内心的喜悦一阵阵,带着甜蜜的微笑,慢慢陷入睡眠,深深入梦。

"陈先生已经进入熟睡状态了,你们把他送回检查站吧。"一位白衣先生站在监视屏前对着通信器说道。

"博士,检查数据出来了,您看看。"一位助手拿着一份文件走进了白衣先生的办公室。

"很好,看来现实场景模拟冲击更厉害,跨过这个阶梯,一切都迎刃而解了。陈先生的药已经吃完第一个疗程了,可以进行下一步了。你先把他送到看护空间缓冲一周,下周二在开始第二次模拟。"白衣先生放下数据本,起身走到窗前。"下一步,应该是刺激性的环节了,说不定,马上就要成功了。"

"那药还是通过巧克力给他吗?"助手记录下白衣先生的话,问道。

"不了,巧克力已经没必要了,三天前,小李他们攻克了味道的问题,不需要再用甜味掩盖了,直接加在饮食里吧。"

"这么快,两种药物的气味都有点刺激性,我还以为只能靠甜味掩盖了。"

"我们需要患者有更好的依从性，这样才能缓解逆反心理。"

转眼又是一个周二，明天就是除夕了，感觉最近几天跟着她们好像身体都变得结实了些，做什么事都很有精神。

"我们去小王家买点烟花吧，明天晚上一起玩呀。"说话的是欣姐的好朋友，明洁。

我们三人沿着山间近路爬上公路，当走在最前面的我刚刚到达街路上时，看到一堆熊孩子在附近点着冲天炮玩耍。只见一个孩子为了追求刺激，将冲天炮使劲往天上一扔，奈何他脚不稳，后仰倒下，冲天炮飞向了他的后方——小王一家的沼气池，有人正在修理沼池，冲天炮一下子窜进了还没来得及关上的沼气池。我眼睁睁看着这一切的发生，火光吞噬了一切，人们惨叫着，拖着受伤的身体远离爆炸之处，然而一开始的爆炸引燃了小王家所有的烟花爆竹，离得近的人瞬间被夺走生命，危险发生的那么突然，在场所有人仿佛置身人间炼狱，内心从准备过年的幸福，变成了茫然不知的恐惧。

我转身开始跑动，寻找身后的欣姐，想要确认她的安全，保护她，但是头部一阵剧痛，随即眼前一黑。

我缓缓地睁开双眼，只见眼前白色天花板，我艰难地想要坐起身来。

"诶，陈先生，你先别动，我还得观察一下你的状况，做个记录。"我这才注意到身旁有位身着白大褂的医生。

我停止了之前想起身的动作，有些吃力地问："我被救了吗？"

"呵呵，可以这么说，你确实在被我救治。但我不是医生"白衣人微微动了动嘴角，有些傲气地说出这些话。

"我的朋友们呢？他们怎么样了？"我没有在意他的语气，急切地想要知道欣姐的情况。

"咳咳，好吧，我知道我不能省略这个环节，我先说一下真实情况吧。"他推了推眼镜，冷漠地打开了他手中的文件夹。

"现在是 2028 年 12 月 21 日，这里是我的实验室，鄙人姓邓，你可以叫我邓博士。你在 2027 年 3 月被确诊颅内肿瘤，随后进行药物控制和物理治疗，但是情况并不理想，只能进行脑部手术。2028 年 10 月 2 日，你接受了实验室的实验项目，在手术后的长达两个多月的药物实验以及大脑刺激等项目里，你很幸运，实验一直很顺利。"邓博士有条不紊地陈述着对于我来说不可思议的事情，我甚至怀疑我是被恶整了。

"这不可能，我明明……"我有些不知所措，不知如何去反驳他的胡话。

"很好，情绪保持得很不错，很理智，真应该给你看看之前的样子，就一小孩样，完全不配合。你听我继续说，你的肿瘤位置紧靠海马体，手术不可避免的伤及了海马体，在接受完脑部手术后，将你手术后和你手术之前提供的信息进行对比，我们发现你只有 16 岁之前的记忆。这个情况真的是非常符合我们实验的条件。"说到此处，邓博士露出了与他镇静气场不一致的激动。

"我们的第一轮药物治疗促进了你的脑中新移植的胚胎细胞持续生长，然后通过第二轮药物诱导让它分化为海马体等一类的记忆型细胞。然后，我们分别做了电波刺激和场景模拟，发现它们能不同程度地影响你的记忆，还原你 17 岁到 18 岁的自我意识，在这么短的时间内就能完成这一过程，我们也很惊喜。最重要的是，我们的新药极大程度缓解你因为脑部手术出现的神经紊乱，脑供血不足以及情绪抑郁，大范围地修复了你的受损神经……"邓博士越说越兴奋，好像找到了一个可以大肆炫耀的对象。

"实验很成功，经过情绪冲击后，我们这两天又给你进行电波刺激，同样达到了实验效果，所检测的脑细胞已经进入了正常的状态。虽然你还没有全部的记忆，但我们相信，通过后期护理和亲属陪伴，恭喜你，你会彻底恢复的。同时也恭喜我，我有了一次名垂青史的机会。"邓博士简洁地说完，关上了文件夹，准备离开。

"等一下，邓博士，你的意思是，我的，我的记忆是过去真实发生的，火灾是真的，那我的朋友还好吗？"我有些紧张，脑中闪过那一抹倩影，生怕听到不好的消息。

"哈哈，你的朋友怎么样我不清楚，不过你的妻子到是急切的想看看你的状况，你确定还要和我浪费时间？"邓博士回头一笑，慢慢走出房间。

"妻子，我有妻子了？我今年多少岁呀？"我有些急切，害怕自己已经变成了中年大叔。这时我看见一个熟悉的身影走了进来，她慢慢地靠近我，让我渐渐湿了眼眶，内心酸涩又幸福。

"欣姐……"

"老公……"

点 评

小说情节完整，想象合理，突显了人类渴望通过药物唤醒记忆的努力。

（本篇荣获业余组二等奖）

胚 胎 计 划

潘莉婕
昆明医科大学

　　裹了裹身上破旧的外套，格里芬在贫民窟最深处的一个废弃的小酒馆之前站定。他警惕地看了看周围的环境，在确定四下无人之后闪身进去。他快步走进落满灰尘的吧台里，胡乱地扫开地上的垃圾，在腐朽的木地板上摸索了一番之后，抠住了一个毫不起眼的，仿佛被腐坏了的凹陷。

　　格里芬抿了抿嘴角使劲把木板抬了起来，露出了一个狭小的通道口。"呼……"他深出了一口气，"终于找到了。"接着他有些不熟练地跳了进去。

　　"是谁？！"眯着眼睛靠在土墙壁上休息的莱茵突然站了起来。"我的妈呀，这里被发现了吗！"陌生人的突然出现，让躲在地底刚逃过一劫的少年们大惊失措。而莱茵已经飞快地冲上去锁住了来人的脖子。

　　"咳……咳咳，我……我是 X。"格里芬狼狈地举起了双手。

　　"X？您是……X 先生？"莱茵有些不确定地松了些力道，但胳膊却没有放下。

"是，你收到的消息是我写的。"格里芬看了看依旧一脸迟疑的莱茵，眨了眨眼睛。"警惕性很强，这很好。我最近一直关注着你们，因为你是你们小团体里体能最强、领导能力最好的，才选择把消息传给你的。唔，如果你还是不信的话，三天前我是趁着你出门把写了消息的信从窗户塞进你屋里，不过我塞完消息看到了你当时在你家后面的大树下和一个女孩子拉着手……""先生！！好了！我知道了，您就是X先生！请您不要再说了！"莱茵面红耳赤地打断了格里芬的话，放开了禁锢他的脖子。格里芬揉着脖子有些疑惑，不明白为什么莱茵的脸忽然变得通红一片，不过他还是按照自己的计划老老实实地说道，"我们现在有很多时间，所以我可以先为你们解惑，有什么问题你们可以问我了。"这句话说完，底下立刻响起了一片嗡嗡的讨论声。

"X先生"趁着其他人还没理出头绪，莱茵小声问道，"外面，外面到底发生了什么，您为什么要让我们躲起来，还有，我们……我们的父母怎么样了……"格里芬搓了搓自己的衣角，"叫我格里芬吧。我一个一个回答你的问题。你应该清楚我们国家的历史吧，关于基因改造。"格里芬问道。

"哪个在贫民窟长大的孩子不知道这个呢？"莱茵喃喃道，"一百年以前，特纳教授提出了'胚胎计划'，研究在胚胎时期对个体基因进行改造，敲除掉可能会导致致病的诱导基因，并对于其他优秀基因进行增强，使人可以永远免去疾病的困扰，并变得更加聪明。这个技术风靡一时，无数人用尽各种办法试图在基因改造的名单上排上号，为了让自己的后代更加优秀。果不其然，这群基因改造后的孩子远远比同龄人更加优秀而且更加健康。但是……但是，这群基因改造之后的孩子长大了之后，他们之中却出现了激进分子，认为自己是高人一等的基因改造人，并且控制了胚胎计划这项技术。不过，他们蛰伏了起来，直到他们的领导人达勒选举成为总统之后，我们的'黑暗时代'到来了。"

"嗯，达勒认为没有经过基因改造的普通人是低等人，"格里芬挠了挠头接话道，"他们不配与基因改造人使用同等的社会资源，他为普通人划分了一块专门的地方令其居住。在一次传染病暴发时，他采取了观望态度，被增强了机体的改造人不会患病，但是普通人因为没有特效的治疗药物导致了死亡人数激增。虽然这件事引起了举国哗然，但在达勒的运作下，政府机构高层几乎都是达勒派的人物。尽管迫于舆论，达勒的行为开始收敛，但他执政的几十年时间内，各种针对普通人的政令层出不穷，普通人的生活居住环境越来越差，开始被戏称为贫民窟。环境问题导致瘟疫时常发生，普通人的人数急剧减少。"

"幸好到了我们这一代！虽然普通人人数已经十分稀少了，但是这一任总统先生突然开始重视我们，说是还为我们专门建立了一所学校，我们马上就可以学习读书了！"不知道什么时候，少年们都围坐了过来，其中一个男孩激动地嚷嚷道。

"嗯……"格里芬的神色有些复杂，"五年前，基因改造人之间突然开始感染一种病毒，所有被改造的人都有一个微小的基因后缀，这个基因后缀的存在导致改造人的免疫器官对这种病毒不产生应答，这种病毒进入体内之后的繁殖速度极快，感染的基因改造人会在一天之内死亡，所以一旦这种病毒开始在人体大量繁殖感染，一切就都晚了。只有在一开始引导机体进行免疫应答，才可能有一线生机。"

"可是，可是这跟我们有什么关系呢？"刚刚的男孩有一些疑惑地问道。

格里芬低着头掩去了自己复杂的神色，"因为只有普通人血清中的抗体可以针对这种病毒进行反击。而十六七岁的你们，体内的血清抗体是最活跃的时候。专门为你们建立的不是什么学校，而是研究所。你们现在受到重视，是因为你们是基因改造人的药。药是不会有人权的。至于你们的父母，可能已经被控制起来了。"

"什么？！""我们会死吗？""那我们怎么办啊？"少年们一下炸开了锅。

"你们一定不会死的，我不会让你们有事。"格里芬抬起了头，平静地说道。"这里有一个地下研究所，我也算是个小有建树的病毒学研究员，让我试试能不能直接研究出可以批量生产的血清抗体。"格里芬说着带着他们向更深的地方走去，在尽头，他们看到了一扇极具科技感的大门。格里芬刷了指纹和瞳孔打开了大门，里面的一切令少年们惊呼了出来。那是一个极为宽敞的空间，里面整齐排放的一台台先进的仪器令他们眼花缭乱。格里芬搓了搓手说道："这里有足够的食物和水，接下的时间你们需要暂时住在这里，每天配合我进行相应的实验。"

莱茵发现，比起与人相处，格里芬跟这些仪器仿佛才是一家人。他更像是一个纯粹的学者，一个研究员。莱茵有些不解，为什么格里芬会来救他们。他想问，但是格里芬每天忙于实验，莱茵犹豫着不知道是否应该去打扰他。

时间一天一天过去，少年们从开始的新奇变成了后来的焦急。格里芬为每一位少年标上了实验序号，每天忙于从少年体内抽取适量血样奔向实验台，然后为少年们注射各式各样的针剂。极少的食水和睡眠以及大量的实验使得他极速消瘦了起来，但他的眼睛变得越来越亮。终于有一天，当莱茵忍不住想要劝说格里芬休息一下的时候，格里芬走下了实验台，像往常一样让少年们按照序号站好，然后从手上的盒子里依次取出针剂为他们抽血。莱茵想说些什么，但格里芬微笑着制止了他。提取完所有人的血样之后，格里芬对这些血样一一进行了化验。随着最后一份化验报告被打印设备吐出，格里芬认认真真地看完了所有人的数据后，开始微笑，而后微笑变成大笑。

"是不是成功了！"莱茵也激动了起来，其他的少年跟着欢呼了起来。而就在这时，格里芬忽然捂住了脸开始抽泣，抽泣声越来越大，最终变成了号啕大哭。那哭声不像是含着喜悦，更像是饱含了压抑的痛苦和终于解脱的发泄。少年们被吓住了，莱茵看了看自己的同伴们，咽了口口水，小心翼翼地走上前问道："格里芬先生，我们这不是成功了吗，您怎么不高兴呢？"格里芬整个人蜷缩着蹲在地上，听到这话，他抬起了头。他的脸上沾满了泪水，十分狼狈，但他的一双眸子明亮极了。"是啊，我成功了。我成功地，让你们体内的血清抗体，都失效了。"他这样说的时候看着莱茵的眼睛，但又好像透过莱茵的眼睛在看着什么更加深远的东西。

"什么？！"莱茵怔了一下，反应过来之后大怒，他拎着格里芬的衣领把他拉起来，"你让我们的血清抗体都失效了，那我们的父母怎么办！""咳，咳咳，他……他们不会有事的。"格里芬没有一丝挣扎，他的情绪好像稳定了下来，"那是他们最后的希望了。成年人体内的血清抗体量极低，每一个人都是宝贵的，他们不可能会让你们的父母有生命危险。但是，这么微量的血清抗体，能救的人屈指可数。呵……我真的想看看他们这些人反目成仇、自相残杀的样子。哈哈，哈哈哈哈哈……"

莱茵愣愣地松开了手，"你，你到底是谁？"格里芬滑落在地上狼狈地咳嗽了一会儿，然后淡淡地开口，像是解释给莱茵听，又像是仅仅是说给自己："特纳，那个特纳教授，是我爷爷的助手。我爷爷是一个纯粹的学者，当时是他提出了'胚胎计划'。他的目的很单纯，就是为了从源头让人类能够尽量免于疾病的侵扰。他想让'胚胎计划'成为能预防一切疾病的超级药物。后来，那些人，那些有权有势的人，要求他在'胚胎计划'中加入一个新的环节，不仅仅要预防疾病，还要让人变得更加聪明。爷爷没有妥协，但他最信任的助手妥协了。特纳假意让爷爷休养一段时间，等到爷爷反应过来，一切都变了。他用爷爷毕生研究出来的数据，拓展了'胚胎计划'，并且凭借着这项技术名利双收。爷爷眼睁睁看着自己毕生的心血，最后成了这副模样。黑暗时代的到来，成了压垮爷爷的最后一根稻草。爷爷觉得，那些普通人的灾难都是自己的错，是自己的识人不清导致了这一切的发生。最后爷爷自杀了。"

格里芬淡淡地看了一眼震惊的人群，又低下了头喃喃道："那个针对基因改造人的病毒是我研究出来的，这个地下研究所也是我专门创建的。这一切都是我计划好的。爷爷去世的时候，死不瞑目，我要为他报仇。"他一边说着，一边从口袋里掏出一支装满药液的注射器，在手上把玩了一下之后，猛地扎进了自己的手臂，把药液推了进去。"这，这是什么，你打了什么东西！"莱茵忽然回过神来，有些惊恐地夺下了空了的注射器。"呵呵，这个就是我研究出来的针对基因变异人的病毒，放心，对你们无效的。"做完了这一切的格里芬整个人好像都放松了下来，又变成了那个有些木讷的学者。"不……不！"莱茵大叫了起来。

"不！！！""茵……莱茵，起床了，怎么了做噩梦了？"莱茵猛地睁开眼睛坐了起来。"妈，妈妈？""你这孩子，快起来，一会上学该迟到了。"妈妈宠溺地摸了摸莱茵的头，为他拉开了窗帘。清晨的阳光洒在莱茵的床上，窗外的大树上小鸟无忧无虑地叽叽喳喳。"我……我好像做了个噩梦。"莱茵看了看自己的手喃喃道。"做噩梦了啊，那以后睡前妈妈给你热一杯牛奶喝，睡得香。"妈妈笑着走出了房门，"别赖床了，快起来吃早餐啦！"

"是个梦啊……"莱茵嘟囔着走到了餐桌前，桌子上摆放了烤好的吐司和煎好的鸡蛋培根，散发着诱人的香气。爸爸正坐在餐桌前看报纸，看到莱茵坐下，教训道："每天都要有人去叫你起床，什么时候能自觉一点。""好了好了，一大早就教训人。"妈妈端着一杯热好的牛奶从厨房走了出来，"今天报纸有讲什么新闻吗？"莱茵大口咬着焦香的土司，心不在焉地听着。"哦，好像有一个什么教授提出了一个'胚胎计划'……"砰！"你这孩子怎么冒冒失失的！"妈妈嗔怪地看了莱茵一眼，准备收拾被莱茵打翻的牛奶。莱茵什么都顾不上了："爸爸，您说什么？！"

莱茵一边惊叫着一边冲过去拿起了报纸，只见报纸上一行醒目的标题——特纳教授提出"胚胎计划"，或成人类未来之光。

点 评

想象了人类擅自敲除掉可能会导致致病的诱导基因，并对于其他优秀基因进行增强，最终导致人类的绝境。表达了对未来科技走向的忧虑，与当今的科技前沿十分切近。

（本篇荣获业余组二等奖）

super（超级）药物

李彧

首都医科大学燕京医学院

时间：2200 年

地点：地球

天气：晴朗

这里是 2200 年，欢迎来到地球上第一也是唯一一个 super 药物研制中心。随着社会的发展，人类医学也在不断地进步，当然对于疾病和药品的研究也越来越深入，现在的药品，功能超级强大，只有想不到，没有做不到。欢迎来到我们神奇的 super 药物世界。

社会工业化的发展固然重要，但是随着社会的发展，人类生活的环境污染越发严重，人类疾病的种类也是越来越多，更多的由于基因的变异，病原的耐药性，出现了很多从未见过的疾病，或者人类从未攻克的疾病，需要我们通过研究去战胜。

早在 180 多年前，我们中国的屠呦呦教授，通过多年的苦心研究，发现青蒿素可以治疗疟疾。疟疾曾经是不治之症，很多人因为此病而失去了生命，幸好有医学工作者的苦心钻研，让人类可以战胜更多的病魔，大大提高了人类的寿命。我们 super 药物研制中心以屠呦呦教授为榜样，正在用心的研究，希望可以为人类做出更大的贡献。

我，一个出生在北京的姑娘，和很多小女孩一样，我也有一个公主梦，喜欢穿漂亮的小仙女裙，头上会戴一个皇冠，在公园里追赶蝴蝶，在花丛中愉快地玩耍，别提多开心了！我还特别喜欢娃娃，因此小时候的梦想是开一家毛绒玩具店，这样我就有好多毛绒玩具啦。后来上了小学，我的梦想变成了成为一名人民教师，那个时候，我经常自己在家拿着红笔在纸上画对号，可潇洒了。慢慢长大了，我喜欢上了医学，我发现，有很多人类未攻克的疾病，我希望凭借我自己所学为社会做出贡献。

毕业后，我和几个好朋友一起开办了一家药物研究所，我们为它起名"super 药物研制中心"。我们没有明确的分工，但是我们的工作都是井井有条的，谁有什么新想法了可以随时提出来，我们也可以一起商量一起讨论。经过 10 年的苦心研究，我们研制出了很多种世上没有的药物，现在已经可以用于疾病治疗了。第一次来我们这儿的患者也可以获得相应的优惠，和过去医院的经营模式不同，我们更加体现了患者是第一位的理念，患者有什么想法或需求可以随时与我们沟通。

刚刚开办时，大家对有些先进设备的使用不是很了解，或者有些药物的作用也不是很清楚，便出了很多新鲜的事情，比如，一只小鸡，误吃了什么药而三天之内变成了一只大公鸡，后来就称这种药为生长药；一个营养不良的小孩，在我们这儿误把一个草莓味的药当作糖吃了，之后身体状况便好起来了，还好没有造成什么不好的影响，之后便称这个药为营养糖豆。

今年 1 月，我们便卖出了一种神奇的药。有些人先天就没有痛感，没有听过的人听到这个事情或许会很奇怪，甚至会觉得这是一件好事啊，想让自己也得这个病，这样就感觉不到疼痛了，多好啊。想想也可笑，竟然会有人希望自己得病。一名印度的 7 岁的名叫 Manisha Patel 的小男孩，在一次和妹妹的玩耍中，竟然把自己的手指啃掉了，然后过了好久才被发现。多么可怕的事情啊！人们都把痛觉认为是一种不愉快的感受。尽管过度的疼痛会引起身体器官的功能障碍，并引发极端情绪，继而导致精神疾病和药物滥用，但痛觉仍然是人类应对外界危险或自身疾病的重要机制。痛觉能够提醒人类可能受到潜在伤害，使个体马上脱离危险环境，还能够通过病人的描述，为医生提供诊断依据。先天性无痛症就是一种基因异常导致的神经系统发育障碍。该病患者可以将手放进沸水里，也可以在不注射麻药的情况下进行手术。我们在去年抽取了那名印度小男孩的血液进行研究，根据基因测序和基因编辑技术研究出了一种药，名字叫痛感药，顾名思义，吃过药后可以让人有痛感，每天 1次每次 1 片，很大程度上增加了患者的依从性，连续吃 1 个月，便可以痊愈。我们对患者进行了跟踪记录，可以记录患者服药后每天的身体变化和情绪改变，可以更好地为药品的改进提供依据。第一天，小男孩服药半个小时后，我们让他去触碰一盆温水，水温在我们看来是略微有一些烫但不会伤害到他，我清楚地记得小男孩的动作，他的手颤颤巍巍地放入水中，随后开心地说："我感觉到温度了！"我们同样很惊喜，因为这是我们第一次将药物给予患者并亲自感受患者的改变。第十天，我们再次来到了小男孩的家里，同样抽取了他的血液，想要通过血液寻找一下其中的奥秘，我们刚把针头扎进小男孩的手指，便听到一声大叫，毫无疑问，声音来源于小男孩，"好疼啊！"可能对于我们正常人来说，扎手指是疼的，但是并不是承受不了的疼，而对于小男孩来说，他来到这个世界上七年了，第一次感受到疼痛，这是多么令人开心的一件事啊！我们会继续追踪小男孩的身体情况，希望他能够尽快健康起来，尽快适应我们人类本应有的痛感，祝好！

早在 200 多年前，人类就已经发明了麻醉剂，有吸入性麻醉剂，还有静脉注射的麻醉剂。我们通过对小男孩血液的研究，发明出了针对癌症病人癌痛的药物，如今，癌症病人越来越多，而癌症的种类也越来越多。我们都知道，癌症病人的治愈率是很低的，而晚期癌症病人更多的是因为受不了剧烈的疼痛而死亡的，早期大多数止痛药像吗啡及其类似物都是有成瘾性的，我们发明的止痛药是不具有成瘾性的，而且只需要连续服用 7 天，每天吃 1 片，便可以消除疼痛，这无疑是对癌症病人最大的宽慰了，我们虽然还在研究能够治愈癌症的药，但没有了剧烈的疼痛就会让癌症病人有更大的生存希望，他们也会因此有乐观的心情去与疾病相抗争。

要说世界上最令人伤心的事，首先要属失去亲人。我们最近发明了一种起死回生药，但不是绝对意义上的起死回生，只有死亡三年内的人有这个机会，并且每个人只有一次机会。我们将药物放在死者的口中，1 分钟内他便能复活，他回到现实社会的时间只有半个小时，并且他是处于隐身状态的，不会被人发现。这可能会带来一些安全隐患，但不用担心，我们会在他身上安装芯片，随时追踪他的位置和行为信息，一旦发现他做了违法的事情，我们便会立即将他召回。今年 3 月，我的同事 pop 记录了一位患者回到现实的情况，他慢慢睁开双眼，看到阳光照射到了他身上的每一寸肌肤，缓缓站起。我们看到他的眼眶湿润了，他漫步在通往家的路上，不禁感叹：城市发展得真快啊，子女们要享福啦！在进门前，他停顿了，可能他内心既激动又恐慌吧，他小心踏入家门，家里没有人，他徘徊在客厅、厨房、卧室，拿起床头的老照片，他哭了，哭得很伤心，他真的很想念家人，很想继续和他爱的人生活在一起，但都只能是梦了。虽然仅仅是半个小时的复活时间，他也很开心，接下来还会有其他人复活。

　　一直都听有人说，好想要后悔药啊，但是这个世界上真的没有后悔药。我们发明了一种解忧丸，发明这个药主要是为了那些抑郁症患者。有些抑郁症患者可能是因为过度伤心导致的。我们这个药是一次一片，只需要吃三次便可以忘记不开心的事，当然开心与不开心的事的判断是依据患者本人的，不是由我们来决定的，真正体现了患者为主。但是解忧丸也有个缺点，所谓解忧丸，可以忘记烦恼的事，就相当于会失去一部分记忆，所以决定吃药之前需要签署协议书，患者本人要承担这一后果。今天 6 月我们就遇到了一位患者，W 先生他因为爱妻的突然离世而悲痛欲绝，最终得了抑郁症，他经过深思熟虑后签署了协议书，吃过药半个小时，他便忘记了之前曾经令他那么悲痛的事情，不久后，他便找到了一个女孩，很快他们便结婚了。

　　如今社会越来越复杂，我们不难听到有女孩因为晚上独自在街上行走被抢劫或者被伤害的消息，我们因此用了很久的时间研究，并且做到对身体没有危害，且半个小时后药效会消失的大力药丸，我们的药丸分为很多种味道，草莓味、苹果味、橙子味、葡萄味、蓝莓味等多种口味任大家选择，吃过后 10 秒钟内生效，不仅力气会变大，半个小时内跑步的速度也会增加，当然每一个买药的患者，我们都会对他或她进行检测，一旦发现有人借此而做坏事，会马上派人前去阻止，这个是完全可以放心的。据报道：一天晚上，S女士独自走在回家的路上，后面有一个戴帽子的男子一直尾随她，她感觉情况不妙，便立刻吃下了药丸，之后她跑步的速度马上加快了，很快甩掉了尾随她的男子安全回到家里。

现在要说一个我们这里最神奇的药，也是人们梦寐以求的，长寿药物——长寿丸。中国古代四大名著之一的《西游记》里曾经介绍，仙丹可以为人类续命，人参果，"闻一闻，就活三百六十岁；吃一个，就活四万七千年。"曾经都是我们想都不敢想的，只能将其看成神话传说。现在我们发明的长寿丸可以延长人类的寿命，不过对服用此药的患者也是有一定要求的，必须没有心血管类的疾病，因为我们这个药是会迅速进入人的血液里，每个人寿命的延长都是取决于患者本身的基础，每个人延长的寿命可能会不同，但至少会延长5年，绝对是真实的。前些天，我们这里来了一位90多岁的老奶奶，她到了这儿便与我聊了起来，我同她虽然年纪相差很多，但是我们一见如故，老奶奶四世同堂，孙子还没有结婚，对于老人来说，看到孩子有一个幸福的家庭、身体健康是他最大的心愿，她想要多活几年。因此我给了她长寿丸，几年后，老人的重孙子出生了，见到孩子时，老人流下了幸福的眼泪，对于老人来说也是死而无憾了。

看到越来越多的人因为我们研制的药品而重返健康或者远离危险，我们真的很开心，我们实现了我们作为医务工作者的价值。

您有什么建议或者想要哪种治疗疾病的药物，可以及时与我们联系，我们会尽我们最大的努力去研究，更多地为人类社会做贡献。我们的联系电话是：66666666，网址是：www.superyaowu.com，邮箱是：66666666@superyaowu.com。您可以随时联系我们，欢迎收到您的消息。后续的故事我们也会继续更新的，欢迎各位读者搜索。

点　评

　　小说畅想了100多年后人类在药学研究上获得的飞速发展，想象合理，语言生动，故事情节较为丰满，似掀开未来的一角给当下的读者，让人感到科学的力量与神奇。

（本篇荣获业余组二等奖）

寻找解救之法

李慧
大理大学

　　我叫木子禾，是一名传染病医药工作实习生。此时此刻，我正坐在一个卵形的机器中，手脚被坚韧的仪器束缚着，耳朵带着最新研究出来的防噪耳罩，眼前是各式各样的电子设备。这是最新研制出来的时光机器，而我此行的目的是要穿越回 1982 年的 Y 省 W 县狮子山，去寻找一种名叫"扇蕨"的植物。

　　如果一定要刨根问底，为什么要回到过去的话，那还要从三个月前说起……

　　2149 年 10 月 1 日，这一天是祖国母亲的第 200 个生日，在这天，除了举国欢庆国庆外，还发生了一件大事，一件轰动全球的大事——Z 国医药科学院顶级专家郭教授和他的团队，以大猩猩为载体，通过反复建立 HIV（艾滋病病原）实验模型，经过 20 年的努力，终于找到了根治艾滋病的方法，解决了困惑世界人民近两个世纪的大难题。一时间，所有的媒体都争先报道这一旷世医学奇迹，就像当年屠呦呦教授发现青蒿素一样，传为一段佳话。然而，俗话说得好，"人怕出名猪怕壮"，一个星期以后，郭教授和他的团队就收到了这样一封匿名信：

你们攻破了 HIV 的难题又怎样，还不是前人种树，后人乘凉。如今的局势早已不是 HIV 一种病毒当道，你们不过是为了名利，才去攻克了它，你们根本看不到现在这个世界到处都充斥着人们对肝癌的恐惧，对肝炎的恐惧。你们根本就看不到平民百姓心底最深处的渴望。昨天，我唯一的孩子也因为肝炎离开了这个世界，你们永远也不懂那种看着身边的人一个一个因为同一种病离去的绝望！你们不是很厉害吗？为什么不考虑大多数人的利益，去造福大多数人呢！

看到这封匿名信的时候，郭教授和他的团队都沉默了，而在他的团队中，沉默的还有我。当今世界，虽然科技已经非常发达，人们不用再像以前一样劳累，可是越是发达的世界，贫富差距也就越大。肝炎现在是仅次于艾滋病的世界第二大疾病，没有人能彻底地将它根除，目前的治疗方法也不过是治标不治本的保守性治疗。就算是这样保守性的治疗，其耗费的人力物力财力也不是普通人所能承受的。我偷偷地用余光瞄了瞄坐在首位的郭教授，他一脸凝重，似乎又隐隐透出些许怒意，我看不透他的想法，想说话，却又碍于身份只能悻悻地闭了嘴。彼时，我不过是刚来到这个团队的一名实习生。

在漫长的沉默之后，不知是谁轻轻地咳嗽了一下打破了寂静。郭教授这时才从沉思中回过神来，像是做了什么决定似的，沉默地离开了会议室。我看着他离开的背影，猜测着他的决定——他会为了这封匿名信，开始新一轮可能会毫无进展的实验吗？

这已经是收到匿名信以后的第三天了，无论严寒酷暑都待在实验室的郭教授，我已经三天没有看到他了。听实验室助理小罗说他去找那个写匿名信的老人了，可是教授还是去晚了一步，那个老人，在寄出匿名信的那一天就去世了，死因和他的孩子一样——肝炎。教授从老人家里回来以后，就一直把自己关在房间里，应该是很难受的吧。

郭教授在收到匿名信消失了一周以后，终于再一次出现在了实验室。可是他没有像以往一样热情地和所有人打招呼，风尘仆仆地，像是赶了很久的路，还来不及休息，又一个人闷头钻进了他的私人实验室里。两天后，郭教授从实验室里出来，整个人像是一下子老了十岁，蓬头垢面、胡子拉碴的，再不见从前的一丝不苟、和蔼亲切。所有人都被眼前的郭教授吓到了，没有人和他打招呼，只是就这样傻傻地看着。直到郭教授威严的声音响起："所有人，十分钟以后带上工具，会议室开会。"

十分钟后，近半个月没有出现过的郭教授开始跟我们讲述他段时间的经历："我自从那天收到匿名信以后，就开始了苦思冥想，怎样才能根治肝炎？我查了很多资料，尝试了过去从未尝试过的实验构想，可都失败了。最后，在一本彝族医药的古籍中提到，扇蕨有治疗肝炎的疗效，我想试试。实验方案我已经想好了，大概的实验原理和操作也有了一定的想法，可是我跑遍了它可能生长的地方，却无论如何也找不到扇蕨这一味药。当地人都告诉我，它已经灭绝了。我回到实验室，想着实验室里那么多的稀有标本，总能找到一株是它的，然后再将它培育出来。可是偌大的稀有标本室里却没有看到它的身影。"

郭教授说到这里突然停了下来，那双精明的眼睛将在座的各位扫视了一遍，才接着说："今天，我的一个老朋友钟教授告诉我，他的新发明时光机研制成功了。我突然就有了一个想法，能不能坐上时光机，回到扇蔽还没有灭绝的过去，将它带回来，再加以培育，假以时日，实验总归是可以再次进行的。所以，我想要去试试。"

郭教授的话刚一说完，小罗就坐不住了，"不行，教授您不能去。这太危险了，万一……您要是有什么危险，实验将更加不可能了，不是吗？"

"可是，我若是不去，谁又去呢？你们都有家室，我怎么又能让你们去冒险。总归是要有一个人去的，我现在也一大把年纪了，生前身后都没有什么可顾及的，就这样决定了！"

"可是……"

"没有什么可是的了！"

会议室又一度陷入了寂静，再没人敢出口阻拦，也不知道这份寂静持续了多久，直到一个声音从角落里传来，"教授，我去吧。实验室需要您。我一个人，从来都无牵无挂，没有家室，也没有父母。我是在孤儿院里长大的，如果没有好心人的帮助，我根本不可能顺利完成学业，并来到这里实习，我很开心。教授，希望您能给我这个机会，去为社会做些什么吧。"所有人都抬起头来，向着声音的源头看去，谁也没有想到说出这样一番话的会是一名实习生，而这个实习生便是我——木子禾。

郭教授同样也是一脸意外地看着我，眼神里各种复杂情绪的掺杂着，最后，千言万语都化作了一句慈祥的话语："孩子，你真的想好了吗？这一去，很有可能就回不来了。"

我微笑着对郭教授点了点头。

"好。"郭教授双眼噙泪，带头鼓起了掌。接着便是雷动的掌声。

接下来的两个多月，为了能让身体承受住穿越时空所带来的超大负荷，我每天都在进行着体能训练，每天都被安排得很充实。前一个月，郭教授向我传授了很多关于如何采挖药材并怎样保存的知识，还有此次实验的原理和方案，郭教授告诉我，"万一你去了，到时候却又回不来，那么你带着我给你的知识，以及实验原理和方案，在过去完成我们未完成的心愿，我们在未来等你！"后来的一个月，我们通过各方收集材料，最终将时间和地点确定在了1982年的Y省W县狮子山。

临近出发之时，在钟教授的指导下我掌握了时光机的基本操作，现在已经到了即将出发的时刻了。我坐在卵形的时光机中，防噪耳机里响起了钟教授的声音，"小木，准备好了吗？时间和地点已经定位完毕，如果准备好了，就要出发了。"我知道，此时箭已经在弦上了，我没有害怕，也没有紧张，相反却平静得有些不合常理。我不断地在内心询问自己，回到过去，我会成功吗？我可以不负众望，出色地完成此次任务吗？我……还能回来吗？

一切都是未知数，但，我不后悔。我冲着座椅前的显示器，坚定而用力地点了点头。仅一瞬，光芒乍现，我可以找到那个解救的方法吗？

一切，都是未知数……

点评

讲述了开发新药的重重困难以及药学研究工作者的牺牲精神，使人们畅想若干年后绝症的消亡。故事完整合理，人物形象鲜明，主题积极向上，是一篇不错的科幻小说。

（本篇荣获业余组三等奖）

病生

潘雨佳
中国药科大学

"这是最好的时代。我们曾饱受疾病，灾难的苦痛，如今终于从天神的潘多拉匣子中取得了真正的希望与荣光。"

"我们用病毒作为载体，实现了真正地把命运掌握在自己手中。从此人类不是自然的羔羊，我们会自己编写自己的代码，成为自己的造物主。"

"这是通往人类永生的天梯。从此没有不可能，我们会把从这一代开始的人类，送往永恒的未来。"

"……"

台下并无掌声，甚至没有任何反应。偌大的礼堂，只有音响和屏幕在震动闪烁，除此之外，安静的仿佛全体不存在。似乎有什么东西卡住了所有听者的喉咙，按下了静音键，又锁死了他们的面部表情，大概震撼难以自拔者有之，冷眼选择旁观者有之，反感几近厌恶者有之。但是不约而同地，所有人都选择了沉默。大礼堂里，仪器发出的细小嗡鸣成为伴随演说的主旋律。

声音全部被毁灭的静谧淹没了。

因为这件事就像古老传说所记载的那样，仿佛路西法带着三分之一的星辰坠落，上帝和别的天使目送着他们的离开。大门已经出现所有人面前，但是到底里面是地狱还是天堂，无人知晓。

未知的纹路已经彻底超出他们想象的极限。这种近乎改变他们基本认知的言论，就是撒旦黑色的翅翼，朝着他们压下来，压下来。

邪性，却带着宗教一般的神秘和敬畏。

"通过基因键的整合，病毒会把它们携带的信息送入人体病变的特定靶点。糖尿病病人针对胰岛细胞功能性障碍进行本源治疗；白化病病人可以拥有天生缺失的酪氨酸酶基因；甚至感冒发烧的普通人，也可以通过自身导入相应的抗体基因，快速痊愈。而这全部，只是几次注射就能解决的简单问题。"

"甚至从此，传统药物可以停产了。因为我们利用临时导入的模板，用人体自己的物质生产抗体、酶、神经递质、激素，以及其他生物活性物质。它的产物和目的更专一，作用条件也更温和，活性也会是普通作业生产流水线上合成药物的数倍、数十倍。而付出的成本，只需要摄入足够的糖类、氨基酸、脂质、维生素、无机盐……"

"这会成为人类自然机体的一种应对方案，可以具有对病原永久性抗击的能力，还可以把这份能力遗传给我们的下一代。杜绝外来药物靶向不明、副作用大、效力短、高依赖性的缺点。"

"如果说，在在座各位心中，这些还有些天方夜谭难以理解接受，那么，我来展示一下，临床的最新应用。"

窃窃私语开始蔓延，就像火星点燃了干草和干柴堆，目光炙烤着十字架上的刑犯。这时候终于有人打断了他，站起来大声斥责。

"你们居然已经应用在病人身上了？"

"本末倒置！使用药物的目的是防止微生物对人类的侵袭，你们这样是对生命的亵渎！"

"林先生，这就是你所说的特效药物？"

"这根本不能称作药物！"

他没有理会，只是随手调出了一张图片。如果最开始的悄无声息是不屑，如今就是真正的一只手，扼住人们的声带，把话憋了回去。满满一页的治疗记录，数据清晰，内容翔实。从癌症到心脑血管疾病，甚至是近视，许多迄今为止没有完美解决方案的病症，如今居然都被完美地治愈了。

"今天的病毒治疗方式，就如同当年的青霉素，毫不夸张地说，具有划时代的意义。我知道在座的各位有很多人不会理解这种做法。你们会认为，我没有走正常的申报路线，直接应用于患者，违法，也罔顾人伦。"他压下了躁动的听众，不疾不徐地阐述着。

反对的声音终于趋于平静。他的目光扫过礼堂，越过黑压压的人头，充斥着不露锋芒的坚定。

"没关系。我可以回答和说服你们。因为我最清楚，我的研究会是空前的，甚至很可能是绝后的。"他淡淡地回答。"就如同我前面提到，这是一次革命，一座可以载入史书的里程碑——人类自己终于拥有了造物主的力量，自己谱写自己生命的代码。只不过我们将走另一条路，从最原初的起点启程，奔向终点。"

"病毒是最简单的生物体。构造精巧，规则的蛋白质外壳包裹着基因键，自然和谐的几何形态，组成了这世界最古老的存在。生物的演化发展，可以说，大部分来自于病毒大量快速的变异。目前仍然无法确切计算，但是据估计，人类基因组的 40% ~ 80%，甚至更多，都来自于古病毒的侵袭。我们可以思考，自称为人类，来源就是病毒为人类基因组里插入的一段有关神经系统的 ARC 密码。"

"你是在为使用病毒开脱吗？"一位表情一直平静无波的听者提问。"道理我们都知道。可是病毒对于人类演化的帮助伴随着可怖的死亡数量，病毒就是病毒，不可控也不可信。"

"而且，现在的基因治疗已经完善很多了，不加人工管控，直接信赖病毒的'自控性'，甚至要抑制破坏人体的免疫系统来接纳外来的基因，这样的治疗真的合适吗？"另一个人提问。

"是这样没错。但是从某种程度看，我们的治疗只是以病毒作为载体。并不是用自然界的病毒治疗病人。我们没有那样的管控力，自然是不可能的。"他打开了另一张图片，四色的编码流水一样倾泻下来。

ATACTCGCGATAC……

TATGAGCGCTATG……

"是的，如你们所见，有很重要的一点被你们无意中忽略了。这就是所有的 DNA 代码都由我们自己编辑整理。现有基因工程中应用的基因链几乎都是从自然界获取的。所以进行整合改造的时候经常出现问题，很多时候也无法得到真正想要的基因，更无法取得合适的效果。"

"请看，与传统的病毒相比，用作治疗的载体病毒主要有如下改变。首先，病毒外壳的针对性更强，与靶细胞结合的能力更强，也更加专一。其次，基因链通过人为的加工处理，变异速率大幅度下降，尽可能避免了病毒从治病到致病的演变。"

理解和赞赏的声音响起，人们急不可耐地想要得到更多信息。

　　"那么我有问题。病毒对人体细胞的破坏不仅仅是产物具有毒性，还涉及大量增殖对人体正常生理进程的干扰，以及拉近细胞距离，使细胞互相融合形成多核细胞裂解。请问这个问题是能够通过外力控制住的吗？更何况你在施用病毒药剂之前已经抑制了人体正常的免疫功能。你是否能保证病毒发挥理想化效果呢？"一个人说。

　　"是的，这就是我要说的下一点。病毒的大量快速增殖是困扰人类医学的一大难题。所以在编写基因链的时候我们已经预见到了这一点，在解译目标产物和扩展模板链复制自我的同时，它也会翻译出自身的水解酶和拮抗物质。也就是说，当病毒浓度达到一定阈值的时候，就会履行事先设计好的自毁程序，保证在扩散的同时压低病毒的浓度，避免对人体进行二次伤害。"

　　"我们加工后的病毒主要目的就是导入相应的基因信息，修补人体本源染色体的创伤以及添加其他物质的模板。也就是说，一切治疗用的物质都是由人体自身加工合成的，并且受正常细胞代谢的操控。所以病毒治疗才是真正可靠的走向未来医药的道路。"

　　"我相信在座的各位已经见证到了它的魅力和前景。这是一次划时代的发现创造，你们会成为见证者。"他简短地结束了发言。

　　短暂的窒息之后，瞬间爆发出的惊天动地的掌声，似乎将这个礼堂化为了一束璀璨的烟火。一位记者深情地描述：就在这一刻，我们见到了曙光女神的长发，甚至已经碰触到了她的裙裾。未来的我们与普罗米修斯并肩，直面宙斯带来的死亡的鹰隼。

　　人类的社会与世界，从这一刻，变得不一样了。

　　"嘿，巧了。你也去打预防针啊。"

　　窗外的夏风从绿叶缝隙里穿过，扇动起清凉而微微苦涩的气味，和并不喧吵的哗啦声。亮斑在地面晃动，像是一地追逐滚动的水银，碰撞又分离。这里的人们还沿袭着最开始的称呼，将病毒药剂称作预防针，和疫苗混为一谈。大概是"病毒"这个字眼对他们来说还与畏惧相互关联，染上了就是各种病痛难受的后怕。医护人员也很贴心地沿用了这个称呼，不甚刻意地在每一个手册的"预防针"后面加上小号字体的"高活性病毒注射液"。

谁都不能否认，这些东西已经无声地融入了人们的生活，自然而然，难以割舍。如同墨水最开始被清水排斥拒绝，却在最后不分彼此。

"可不是，前几天吹邪风，感冒了。这不来打一针？你别说，这个药可真够劲，打完不到半天，嗓子也消肿了，人也精神了。可好！"

"嘿，嘿！对啊，不比那些贵还不好使、坑人的进口药好得多嘛！要我说啊，高科技真是好东西！"

"你听说了吗，这小针，就这么一点，打完一次就再也不生病了！有什么毛病啊，你就和医生说，当时就给你把药拿到手！我的心脏病都好了不少！"

两个人正你一言我一句地唠着，突然就有煞风景的插嘴："可得了吧，你不知道原来滥用抗生素，结果被禁用的事儿啊，我告诉你们啊，轻点用吧，就你们这么贪图便宜，我看迟早得出事！"

"你瞧瞧你这人说的什么话呀。好用，能治病就得了呗，管那么多干什么。哎，到我了，等着我去打个针再来和你们聊啊……"

医院内浓浓的消毒水气味给人以安全感。护士娴熟地将药物静脉注射入病人的身体，再叮嘱他们注意饮食就大功告成。

"可是明眼人已经看出来问题了。再好的东西，被滥用的结果都只会是彻底的禁止。"白忍冬说。他的手指从纸面上划过，轻微地窸窣隐藏着不安和躁动。"像这样下去，迟早会出事的。"

站在医院诊室里的两个不起眼的男人，居然就是为病毒制剂的研发和使用做出巨大开拓的研究者。其中又以林茂为首，研究成果除了具有惊人前瞻力和勇气的病毒载体，还突破了困扰人类许久的人造基因问题。难以想象，他们就大大方方待在医院的门诊室里，听着候诊病人们的讨论。

只不过现在的氛围并不算特别和谐。

林茂的眉眼沉在前额碎发的阴影里，明明就坐在明亮的灯光下，却无谓地带了些诡谲的暗色。"不是已经有无数药企控诉我们，病毒治疗几乎断了他们的生路嘛。"

白忍冬干干地笑了两声，"你明知道。"

病毒制剂真的没有缺陷吗？且不说并非所有的疾病都能找到病因，就算找到了原因，解析了病理，并且对致病因子进行拮抗物质的模板编辑，这些工作量也是难以估量的。病毒制剂到目前为止还能通过参考现有基因来加工修饰，但是随着疾病的演变，制造的速度已经无法支持现有的更新速度。毕竟碱基的排布不是电脑编程，随机性极大的蛋白质结构，每一种所包含的信息量都超过了当下最繁杂的系统。

如果说这还是能够通过舆论解决的问题，那么刚刚露出端倪的就成了致命的缺陷。目前已经出现了人类基因组趋同化的兆头。随着病毒制剂的广泛应用，取得了公开授权的研究所开始寻求"完美因子"，通过事先提供的、可以快速实际应用的病毒载体加上从健康人身上采集好的基因模板，可解决一些遗传病的问题。其还扩展到了美容界等多个领域。虽然并没有出现问题，目的还是好的，但是他们这些创造者看得最清楚，社会对这些事物的忍耐程度是有一定界限的，而且属于指数式的增长，一旦发展到某一个界限，触碰了某一根敏感神经，带来的后果就是毁灭性的。那时候不仅是单独的病毒制剂，就连医药行业的发展也会受牵连而崩溃。

"为什么要在意呢。我当然清楚了。既然已经发现了问题，那还不如让问题尽早露出来。"林茂冷漠到几乎机械化地回答无端端让白忍冬一个激灵，过于激烈的动作掀翻了椅子，他三步并作两步冲上去揪住了林茂的衣领，几乎是咬牙切齿地低吼：

"你是计划好的？"

林茂的眼睛有些失焦地看着白忍冬的脸，似乎是轻蔑，但是仔细看又似乎是在微笑。"我？我哪有这么大的本事。"他说着，右手扶住墙向后避开了白忍冬的压迫气场，"只不过要想进步，这是必须要走的过程而已。人类对于世界的认知都是螺旋上升发展的，怎么可能一蹴而就。"

"其实已经有一些媒体开始调查这些数据了。从病毒开始大幅度走进民众视野，被发现实际效果几乎碾压传统药物的时候，很多势力就在暗地里关注走向，隔岸观火，只等着火上浇油。"

"你还真是高瞻远瞩，就怕是脑子有点不好。"白忍冬气仍未消，怒极反笑地反讽。"我们都是一根绳子上的蚂蚱，你被讨伐了，我也跑不了。"

"放心。所有文件签署的都是我的名字，没你什么事。"林茂整理了一下衣服，低着头。

"战争已经拉开序幕了。"他说。

"在不久的将来，真正的基因革命就会开始，新时代的序幕已经拉开，等待着史诗的吟咏。"他的声音很近，又似乎很遥远，不知道从哪一个维度传来。仿佛神谕要借着祭司的性命传达给这世间。

依稀听到了有人在尖叫着宣读最新的判决书，激愤的民众很快就会聚集到研究与生产公司的楼下，进行大规模且不明所以的声讨吧。病毒制剂的未来，也许是封禁，但是不会灭亡。

"当这门技术更加完善，人们的接受力更加坚强的时候，就会真正出现人类进化史上的飞跃。人类会拥有完美的基因，可以自己选择未来进化的形态，真正拥有鸟的翅膀或者鱼类的呼吸系统——很简单，毕竟这只是一段代码而已。"

"他们刺激细胞核的信息代谢，让人体组织有计划有秩序地更新，拥有漫长的生命不是梦想，可以永久地享受无限可能。"

"如果他们发现了人脑区域的对应代码，高智商可能会是普遍而正常的天赋。这对于科技发展更加必要，人类即将到达一个前所未有的高度。"

"我们的目标不仅仅是地球。高速发展的结果，必定是星辰大海。在未来，人类的未来……"

"而现在，我们拿起最古老生物留下的馈赠，我们即将踏上这条路。"

"新时代开始了。"

点评

人类使用病毒而编写自己的代码，在治疗病痛的过程中同样冒着毁灭的危险。小说的药学知识丰富，想象力宏大，描述了科学在道德、伦理方面如何前行的思索。

（本篇荣获业余组三等奖）

167

晨　曦

过洁赟
中国药科大学

2060 年，秋，9 月的下午，天气格外地让人感到温暖舒适，持续工作了一段时间的他放松了身心，在一片波光粼粼的湖边走着，享受着多日不见的阳光。看着静谧祥和的环境，一眼望去，许多年轻人在草坪上嬉戏打闹着，还有一些年轻人静静地坐着，与十几年前大不一样，他感叹了一声。远处，一个疯子在向路人宣传着什么。

在 2043 年，新生儿出生率普遍较低，老龄化日趋严重，生存资源急剧消耗，世界局势如同一张紧绷的弦，一触即发，许多人都惶惶不安，世界各个角落都有庞大的抗议游行团体。政府突然公布了有位科学家发明了能够延长人类寿命，有效恢复青春，且无副作用的药剂"晨曦"，立刻引发了强烈的关注，所有人疯了般打听这种药剂的具体情况。不久，"晨曦"就以一支普通药剂的价格对所有人都公开出售了。每一个买过的人，几乎是所有人，都能说出它代表了让世界上每一个人都能看到未来晨曦之光的美好愿景。注射这种药剂可将原本最高 100 年的寿命延长将近 2 倍，并且新一代药剂正在持续研发中。连当初质疑和攻击它的人都在注射过后无话可说。如此惊人的效果导致它在全球范围内引发了追捧的热潮，即使是年轻的人也会打上几针。也因此本来全球老龄化严重的情形被改善了许多，许多已达到退休年龄的劳动力又变成得"年轻体壮"，大大缓解劳动力缺乏的困境，一切变得欣欣向荣。

他微微笑了一下。可惜了我早早去世的老伴儿，要是她能再熬上几年，就能享受到这一福分，不过，也快了。……他摸了摸他花白的胡子。

沉思之中，一阵秋风吹来，他轻微地咳嗽了两声，"感觉最近身体不怎么好，今天下午有空，去一趟医院吧"，他自言自语道。

一　×× 医院

在 2020 年，世界进入了第四次工业革命后，全民普及了智能家庭医生，医院平常都变得安静起来，只有三三两两的医生、护士在一边忙着手中的事，一边说着闲话。

他左转右转走到熟悉的诊室，"我还是比较喜欢有人气的地方，机器人总感觉有点冰冷"他一边说，一边走进了诊室。

"是啊，都这么多年了，怎么您还不打？"

"我总是放心不下啊！"他暗暗地轻声说了句。

"副作用也没……"一旁的医生赶紧拉了拉护士的袖子，打断了护士的话。他慈祥地笑了笑。

"不打，就不打吧，100 年也够用了，我看您这血压……"医生接了话茬儿，转了个话题。

他和医生交谈过程中，门外偶尔传来些嘈杂，却又一会儿消失不见，没人太在意。

大概 2 小时后，他离开了诊室，身后的门渐渐关上了，隐隐约约传来医生的声音。"老人家是放心不下那边的老伴儿啊。……不过，最近，有些送到医院的病人……"

他拿了点常备的药后，走出医院门口时，看见多辆急救车蜂拥而至，不停地从担架上抬下人，守候在门口的严密防护好的医护人员立刻迎上去，担架上盖着毯子，只看到一只露出在外布满血痕和青筋的手垂落下来。他不知为何心里猛然一紧，手抓住了心口的衣服。

11 月，深睡的他突然听到一声尖叫，从梦中惊醒。附近的居民纷纷开了灯，有些探出了头，大声喊着，"嚷嚷什么，三更半夜的"。幽静的房间使他听到从楼下传来了越来越急促的脚步声，感到心跳的极速加快，"正在逼近，是我这个方向"，一个强烈的念头划过他的脑海。猛然，脚步声停在了房门口。

"扣扣"，"请问李先生在家吗？我们是 ×× 医院的医护人员，请问可以来开下门吗？有要紧事找您。"他缓慢地把房门拉开了一条缝，却感觉到一阵巨大的力量袭来，随着一道白光，他便失去了意识。

"快快，快快。"嘈杂声过去后，是无尽的黑暗与安静。

半昏半醒之间，他听到两个严肃的声音在说话，一个年老些，一个年轻些。

"……确认了吗？"……随着一下刺痛，冰冷的液体被注射到体内。

"是的，实验体 72 号没有接受过注射，纯体……"

……

二　××军事基地

他再次醒过来时是在一个白色的房间里，目及所见都是白的，而且什么都没有，只有身下躺着的床和上方有着一个红色的人造灯，在不停地闪烁摇晃着。室内用不同的语言在不停地播报着"实验体 72 号，清醒，体征正常，血压 109~113……"红色的光照射在身上，显得世界都变成红色一样。他低头，看到了手上的皮肤变得细腻光滑，似乎回到了年轻的状态。

这时候，看似密闭的房间突然裂开一条缝，原来那有一道密封门。缓慢沉重地走进来一个全副武装、手里提着一个密封箱的人，停顿了一会儿，向后打了一个手势，门关闭了，而且灯也从红色转到了白色。随后，那人将头盔摘了下来，是个年轻人的样子，自我介绍道："这里是军方的一处秘密基地。我是当初研发'晨曦'的贾博士，你可能没听说过我，我一般深居简出，不常现于人前。这一次，我将你请过来，是有一件关乎人类命运的存亡大事。"

贾博士深吸了口气，又慢慢呼了出来，"当年，我研发出药剂后，本以为是造福于全人类、推动人类进步的好事。一开始也的确是这样发展的，整个世界都沉浸在延长寿命、恢复青春的喜悦之中，喜讯从世界各个角落传来，每一只试剂都发挥了它的功效。不知为何，它现在出现了差错，后果是毁天灭地的。随着陆续有人因为不断持续的炎症、高热不退、全身红肿瘙痒等一系列症状进入医院后，病情发展到不可控制的阶段，这些病人呕血不止、全身青筋暴起、出现攻击性意图，而此时距全球第一起病例仅仅过去了 2 个月，所有病人的共同点就是曾经注射过大量'晨曦'，并且病情正在逐渐蔓延开来，所以我们邀请你来，希望你能作为我的观察对象，能尽早研究出对'晨曦'的治疗方法。"

"那、那第一位病人，现在怎么样了？"他急切地说道。播报声提醒："血压上升，135，实验体72号处于紧张状态，建议……"但此刻并没有人在意。

"你自己看吧"，说着，贾博士从一直提着的密封箱里拿出了一个密封瓶，瓶中装着淡红色液体，无数的小气泡正从其中冒出。"他变成了一摊血水，却在一直都在翻滚，从血水中冒出的气泡不停地向外界释放着细菌，而这些细菌生命力极其顽强，它的变异是我有生以来见过最快、最奇异的，目前所开发出来的抗菌药品都对其无效，即使是高温也要到达上千摄氏度才能将其全部灭杀，所幸目前它只在宿主体内生存，且不传播到其他生物，即使被释放出来，只要36小时之内附近没有人类靠近，就丧失活性。你知道它当初为什么取名为'晨曦'吗？不仅仅是它的寓意，更加表明了它在晨曦时间注射能达到最好的药效，就是在太阳出来后在红外光下才会活跃。更加令人惊奇的是它不会在未注射过药剂的人身上存在，甚至对他们，它似乎有着一种天然的畏惧。我们现在将未注射过'晨曦'的人称为'纯体'。如今，全球的科学家都会集在这里，想要解决这个问题。"

"停，可我本来是你们所说的'纯体'的，但看我现在的样子，你们不是应该给我打了药剂了吗？放我回家吧。"他哀求着。

"我们部分改良了'晨曦'，降低了它的效果，并且稀释了它的浓度，小剂量地给你注射，想要观察它在你体内的变化，我们已经做过试验了，没有问题的。现在基地聚集了全球的纯体，仅仅只有 5000 多人了。而且，你还记得你为什么会醒来吗？在你家附近也出现了已经进入晚期的病人，以小区居民的密集程度，细菌现在已经布及整个小区了吧。"他沉默了许久，攥紧了拳头，又放松了，只能无奈地说："好，我这把老骨头还是有点用"。

接下来，每天都是抽血、注射、测量身体数据，其他时间就是正常的休息活动，基地似乎建设在地下，基地内的日夜全靠人造光源去控制，时间在这里慢慢变得模糊，但是他渐渐地感到基地内的人员越发地急躁，透过金属材质的墙壁传来的痛苦和哀鸣渐渐减少，嘶吼声和枪声时不时响起。每天给他注射试剂的小董在给他注射时，手不由自主地颤抖起来，他将手重重放在小董的肩上，郑重地说："我们会成功的。"小董看着多日来注射药剂变得越来越瘦削的他，时不时有蹿起的青筋在脸上突起，眼睛内布满血丝，虽然外表年轻，但言谈举止越发苍老，却乐观地安慰着自己。小董不知道该说什么，只喃喃地说道："外面乱了。"随后，基地内的灯光突然暗了几分，每天播报新闻和音乐的喇叭响起了，通知所有人员移居到基地更里面一层，让大家不用担心，基地很安全，食物和水都很充足，所有人员在接受安全检查后沿着应急通道进入新的房间。那天晚餐时间，他发现有几位多日来相熟的同伴不见了，连带着他们的看护人员也不见了。基地内的纯体只有 200 多人了。尽管房间变小了，但自己还活着，他露出了苦笑。

没过几日，基地里人声喧沸，他正在吃基地标配的早餐，小董突然跑了过来，涨红了脸，呼吸急促地说："贾博士去世了，据说是过于愧疚，良心难安，自杀了。他竟然……"原来，当初贾博士研发"晨曦"的时候，正是利用的后来肆虐的细菌的初代母体，而当年为了尽快出效果，并未对这种细菌进行更多检测，着重于它的生命周期远远长于一般的细菌的优点，而且各种临床试验得出它看似对人体无害后，在一片喧闹下，便进行生产，投放市场了，甚至贾博士也在自己身上注射了试剂，来证明它的无害性。这将近一年来，贾博士不断地进行试验，同时抑制了自己的病情，昨天他终于控制不住身上的细菌了，便饮弹自杀了，一旁放着留下来的研究资料和遗书，上面阐述了他无尽的后悔之情。听完后，他什么也没说，只发出了一声长长的叹息，转头看向了显示着外界阳光明媚的虚假玻璃窗。

接下来几个星期，基地主持实验的负责人换了一个，给他注射试剂的频率和用量以及实验次数大大增加，似乎是要弥补之前的损失，他身体越发虚弱，他意识到那一天即将来临。

终于，一次实验过程中，他的意识渐渐远离，似乎看到了远处年轻的爱人在向他招手。

实验室外，观察实验的人发出一阵惊呼，"成功了！终于成功了！……"，他们欣喜地欢呼，他却已经听不到了。

好想再看看，真正的晨曦！他抱着最后的念头。

三　后记

在人类即将灭亡之际，终于开发出了能够对抗细菌的药品，人类得以延续。多年后，人类在废墟之上重新建立了文明，建立起健全的药物制度，并且不断进行完善。将那个细菌肆虐、混乱的年代称为"黑暗纪元"，崭新的时代称为"晨曦"，以此纪念那些失去生命的人们给他们换取未来的机会。每一个学习过这段历史的人，都会警惕药物的危险性和纪念那些伟大的牺牲者。

点 评

    语言生动细腻，角度独特，突显了科学发展中的坎坷，虽是短篇，却十分厚重。

（本篇荣获业余组三等奖）

让她降落

孙璐
辽宁中医药大学

一

"哥哥，今天生物课老师给我们说了一种叫'十七年蝉'的生物，它们需要在地底蛰伏十七年后才能破茧而出，然后爬上树去交配。公蝉完成交配后会立刻死去，母蝉也会在产完卵后死去。我不明白它们为什么明知会死还要去交配呢？"

"就算不交配，蝉破茧后也只能活一个月，时间到了它们依旧会死的。"

"那难道它们活着就是为了死亡吗？"

"人活着也必定会死的，只是我们的寿命久一点，你能说我们人类活着也是为了死亡吗？"

"我不知道……"

"听着，死亡只是一个结果，不管是蝉还是人，任何生物个体都会有死亡的那一天，但没有什么生物是为死而生的，我们只是在向死而生。"

"两者又有什么区别？"

"嗯……总有一天你会明白的。"

有些人的心设堤防，无人入境。他们的枯荣胜败，无人理睬，自生自灭。

二

我第一次见到 T 先生，是在那个充满秋日阳光气息的跃层公寓里。

初秋时节，天气渐寒，那人将颀长挺拔的身形裹进一件裁剪适宜的驼色大衣。我经过他的身旁，他的身上带着秋雨过后凛冽而深重的雨水的味道，潮湿的，冷淡的，引诱着我像贪食着氧气的过度呼吸症患者般，向着更深层次的，更吸引着我的生命的始源靠拢。

灰暗沉闷的天地里终于撞进了氧气，我想，他是我的氧气。

很久之前，我试图研究过与人亲近的方法和途径，不得不承认的是，我并没有那个天赋。所以当我再次试图通过一些可以算得上是恶劣的玩笑想要让这个人明白我想要亲近的意图时，作为百分之百的最后一个分子，这个笑话在第一百个参演者的身上得到了完美的诠释——无趣的人生不会因为一个无趣的笑话就会让自己和对方感到有趣。

一败涂地之后，轻易就会变得更加无趣。

没错，无趣至极，我当下这么想，撇撇嘴趿着拖鞋就想往楼上走。直到他清冷的嗓音把我叫住，我的酸奶瓶依然没有停止因空瓶而依旧被我执拗吸吮发出的聒噪的声音。

"不要试图研究我,"他说,"我们的世界通常由四个维度构成,三个空间维,一个时间维。你要想研究我,就要遍历 X、Y、Z、T 坐标上的每一个结点,读取其中数据,将其作为研究佐证,显然,你没有这么多精力和时间。"

现在想想,我该是多么云里雾里地点了点头,还回了声"哦"。

显而易见的,在他明睿的视线里,我一切愚笨的心理都无所遁形。我不能完全猜透他的意思,却也能知晓他的大概意图,于是换上一副意味深长的表情,若有所思地抬抬眉毛,"新来的心理医生?"

我以为他至少会露出略微惊讶的表情,而他只是云淡风轻的一句话,就把正在洋洋自得的我打回原形。

"心理学在我的研究范畴内,但只是作为一名心理医生为人排忧解难,我并不称职。"

"……"

"大部分的人更愿意称呼我为一个无趣至极的科学怪人。"

与 T 先生心理攻防战的第一回合,不战自败,回溅自己一身血。

好吧,在沮丧到筋疲力尽的情绪降临之前,我得说,我成功地被吸引了兴致。

三

哥哥一直不知道的是,这样矫情的我难得有不觉得矫情的词。

孤独。

人类有那么多种情绪和情感,心理学家给出了多维度的分析,一项项组合起来，复杂得让人根本数不清。

把没安全感当作最大的安全感，孤独。

守在回忆中做过去的拾荒者，孤独。

可总自说自话着孤独，每当有人试图翻越围墙将温热的怀抱大敞着送来时，又总是拼命地在围墙之上添砖加瓦，狠狠地把他们挡在外面。

孤独，不可避免地成为一个反讽性质极强的矫情的词汇。

四

雷雨来势汹汹，洗刷了城市上空，带走惨淡的灰与霾。

我漫无目的地游荡在街角的十字路口，湿漉漉的一身白衣，孤魂野鬼一样，看着斜落的雨丝将路面划出一个锋锐的棱角，仿佛整个世界都倾斜了。

我不知他出于什么目的或原因将车停在我的面前，我将这归为同情心作祟的鬼使神差，后来才知道，像此般一系列不符合他平日性情的举动，都被他强行自我解释成了人和人之间有着相互吸引的磁场。

湿漉漉的我的头顶被撑开的黑色伞面保护在一方令人心安的空间里，明明被小心地保护着，可潮湿的液体依旧在脸上无法遏制地肆虐。

"咳，你要回你哥哥那里吗？"

"不，就西单路的 tasu 酒店吧。"

他的眉毛微微蹙起，张了张嘴，最后直至将车停在酒店的大门外也一句话都没说。

拎着印有某三甲医院的院徽的塑料袋下了车，我态度诚恳地致了谢。

站在原地目送他离开，却又在车子掉头的瞬间冲到车前张开手臂拦住了车。

车子踩着急刹停下，我看见 T 先生的身形因惯性带得一晃。

"怎么了？"车窗于短暂的沉默后被降下。

"我……非常抱歉，但是"声音还带颤，十分明显地透露出哭腔，"但是，您能陪我一会儿吗？提出这样无理的要求我很抱歉，但是请您……"

"能。"

他对人的情绪很敏感，在感受到了不同寻常的焦虑与无措之后，那剧烈的情绪波动仿佛化作实质，击弹着他的心，击出一种令他难以置信的共鸣。

这是一个和他一样，充满了渴望和孤独的矛盾的人。

我们都是同样充满了渴望和孤独的矛盾的人。

更是一个尤为新奇有趣的极具冲突感的人。

"谢谢您。"

听到意外之外的回答，我几乎瘫坐在地，刚刚的请求仿佛耗尽了我身上全部的力气。要追溯到哪一个瞬间呢，我的脑中开始断片，那种情绪像柔软的泥堆积在那里，穿过水层的隐约光亮，犹如远古记忆的残片白荧荧地洒向四周，深深的水底觅不到生命的迹象。

我大概就如同很多年前的那个生物老师所说一样，是个为死而生的人。

其实时至现在，我仍然没有弄懂为死而生和向死而生的区别。

真好啊，有个人愿意来陪陪我。

真好啊，拯救了我赌上了全部的也是最后的勇气，留给这个世界最后的挣扎。

他对我笑了笑，向我拎的袋子里瞟了一眼，看见药盒上的笑脸和"西酞普兰"，心下了然。

"那类药配着 B 族维生素吃效果更好。"

"谢谢。"

明天，再多一天，至少今天，这个残败枯朽的世界还是勉强值得留恋的。

五

明明是自己突兀地邀请一个刚刚认识的人，等那人坐在自己对面之后，我却什么都不说出来。

好在 T 先生体恤地没有多问，他温和理智地看待这个重度抑郁症患者，如同看待一个感冒发烧的小孩。

征得我的同意后，他只是坐在沙发上安安静静地研究药物说明书和病历上的医嘱。

"刚才，抱歉。"

我一进房间后就拧开矿泉水吃了一粒艾地苯醌和一片西酞普兰，药效发作后情绪稳定许多，甚至生出无端的愉悦。

我笑眯眯地看着 T 先生："我现在已经没事了。很抱歉打扰您这么久，早些回去吧，改天请您吃饭。"

T 先生闻言放下 90 项症状清单和自测量表，认真地看着我的眼睛："改天，是哪一天？"

我的眼中闪过稍纵即逝的慌张。

果然，刚才的话不过是随口一说，我根本没有计划未来可能发生的事。

"你……"T先生顿了顿，用平缓温柔的语气问我，"你选好葬礼上要放什么歌了吗？"

研究显示，询问一些人关于自杀的看法，实际上可以降低他们自杀的概率。

我愣了一下，显然没有料到T先生会说出这样的话，偏头对他露出一个有些稚气的笑容："《可爱颂》和《芝麻开门》，我希望去送我走的人，为我哭也为我笑。"

时至今日，我早已没有强烈而冲动的自杀念头，欲望和情绪在逐日冷却，内心深处死一般地宁静。在一次又一次的挣扎无果之后，我开始郑重筹备自己生命的终点。生或死得到的只是漠不关心，但我却希望走得体面。

看着我突然沉默，像是被不明的磁场所支配，他安抚性地摸了摸我的头："除此之外呢？"

看着他颇感兴趣的样子，我又絮絮叨叨地说了很多关于葬礼的设想。T先生耐心又认真地听着，时不时还会提出更完善的 plan B。

在那一瞬间，我几乎以为自己是在与心爱的人筹备婚礼。

"波斯菊不好看，把花换成奥斯汀玫瑰吧。"T先生认真回想着花的模样，继续道，"软桃色的 Juliet 温馨浪漫，但奶黄色的 Patience 更符合现场氛围，Spirit of Freedom 的名字你应该会喜欢，不过那种亮粉色杯状花簇拥着黑白遗像的感觉太诡异了，至少我不会喜欢我的遗像看起来很喜庆……"

"噗，"我难以遏制地笑出声，"T先生，你让我觉得至少在未来的 48 小时内活着会更有趣。"

"谢谢，你是第一个说我有趣的人。"

我对上他的眼睛。

刹那间万物生长，生趣盎然。

邂逅他，就如同邂逅一个永不凋零的春天。

六

如果你能让她降落，天空如自由无尽头。

T 先生把我带到了他的研究室。

灰白色的天花板，繁杂却有序的导管仪器，瓶瓶罐罐装着颜色不明的液体，堆杂在这个宽敞明亮的房间内，蜘蛛丸的尖刺时不时折射出窗外日光还算柔和的光线。柔和得刺眼了，刺痛得我快要流下泪来。

正式在一起的第五个月，鱼徙破冰，春风将沉睡的西河解冻。而在持续接受治疗的第五周，疗效也正以喜人的态势显现出来。

赛洛新——一种由蘑菇提取出来的致幻剂，通过对正常神经递质代谢的某些阻挠，从而这样一种能决定和改变一个人性格、世界观和行为的化合物就起了效应。

LSD 或赛洛新，那惹是生非的孩子，一种极微量的物质却有这样的力量去塑造我们的命运，这种在神奇蘑菇中自然产生的精神活性化合物，会使患有抑郁症的患者在大脑活动"复位"后数周内出现症状减轻的现象。

这种新生的，尚处于萌芽阶段的精神疗法听起来具有十足的吸引力，只是它带来丰硕的疗效的同时，所附带的破坏力同样不能由我们的意志来控制。

生命中不得已的妥协，带来生的希望后，又留下无限未知的失望。

时间的脉络沿着交错的光影缓缓爬行，把每一处甜美的爱意收集，在温柔的岁月里留下轻描淡写的痕迹。

我焦虑不安的时候，总有熟悉的声音抚平内心无措的波澜："没关系，"他说："看着我的眼睛，我听见了你的呼救，我正在拯救你。"

曾经暗无天日的世界里仿佛突然有了希望有了光，他是这个世界里我唯一的救赎。

对于他而言也一样。

在接受药物治疗后的某天，T先生拿我的大脑图像与剩下参与临床试验的患者的图像进行了对比。身为二十名治疗性疾病患者中的一员，在第一疗程使用了赛洛新之后，我们接受了两剂裸裸素，剂量在十毫克和二十五毫克，第一次服用后一周服用第二剂。生成新的图像后，这些资料会转交到T先生的手上。

收集这些新的影像资料会为T先生提供一扇窗，他可以从中分析出在慢性抑郁症患者中裸裸素治疗后的效果。

这项技术虽然迄今尚不成熟，但T先生惊喜地发现，接受过治疗的我在产生幻觉的这一表象中确实"重置"了与抑郁症有关的大脑网络，这种精神层面的"重置"会帮助我从抑郁中脱离出来。

T先生把我推出他的观察室，落日余晖勾勒出他身体的轮廓，他看向我的时候目光灼灼，带着跟落日同样的温度。

"功能性核磁共振成像显示，你大脑区域的血流正在减少，包括'杏仁核'。"他深吸了一口气，藏起外露的喜悦，"'杏仁核'是大脑中一个小的、杏仁状的区域，负责处理情绪反应、压力和恐惧。'杏仁核'的减少，换而言之，就是增强了另一个大脑网络。

而这一网络与裸裸素的直接影响以及抑郁症本身有关。"

这些发现为研究院的人们在"从迷幻药"中"降下来"之后发生的事情提供了一个新的窗口。迷幻药在药物"旅行"期间大脑网络的最初瓦解，之后又进行了重新整合。

"是你的自救成就了我，"他亲亲我的鬓角，嗓音浸润着湿漉漉的水汽，"而我感谢着愿意给我机会救赎的你。"

"谢谢你的痊愈，我爱你。"

七

万物复苏，然后向死而生。春期迟至，姗姗来迟，与你一起便是邂逅了一个永不凋零的春天。

如果爱在云端，便让它降落。

让她降落，从此自由无尽头。

点 评

语言充满诗意，很有小说的感觉，但主题不够清晰，错字很多，需要仔细修改。

（本篇荣获业余组三等奖）

拂 晓

李婷婷
辽宁中医药大学

　　眼前那一抹微亮的光提醒着我，我还活着。

　　眩晕像小铁锤一样一下、一下地袭击着我的脑袋，奋力从黑暗的深渊里挣脱，醒来的那一刻是重生，也是人性的泯灭，一样的躯干，一样的外貌，一样的嗓音，我努力去感受这个我曾经生活的世界，意识却像打在铜墙铁壁上一样被反弹回来。

　　当病毒占领了我的主体意识时，我就已经做好了赴死的准备，现如今，我，还活着，不过也不再是苏木，而是一个怪物，有血有肉没感情的怪物。

　　忘了是多久之前，那是我记忆中最快乐的时刻，在父母的陪同下进入了耶世大学，攻读生物学，摆脱父母多年因自己体弱而给予自己的束缚，在这大学里感受快乐。

　　看着药物顺着我的血管进入我的体内，我静静地等待着、期望着它能起到哪怕只有一点点的药效。时钟每转过一圈，都像是脖子上无形的颈圈将我的喉咙更扼紧一分，来来回回，我已经记不清有多少次了，也记不清自己用了多少的药物，从西药的受体结合到中药的四气五味，臂弯处的"千疮百孔"彰显着我用药之多，我头脑中的知识储备已经到达了人体大脑所有的极限，人体所能承受药物的能力的底线也被我无数次突破。爱因斯坦曾说过"人体对大脑的利用率仅仅达到极限水平的10%。"谁也不知道当大脑利用率达到100%时，人体会发生什么变化，想着这些，我的大脑越来越混乱，是刚才注射的药物终于起了作用，慢慢地，我好像看到了，看到了这个宇宙的迸裂，看到了这个星球的生命的起源，看到了人类的历史，看到了头脑中神经间电流传导的电位变化，看到了药物递质与受体的结合，最后看到了沉浮在黑暗中的自己，在绽放出一朵朵鲜艳。

　　我在实验室里醒来，拔掉了身上所有维持生命体态平衡的输液器，不顾鲜血直流，看着镜子里那张熟悉而又陌生的脸，周围则散落尽是空的生理盐水与葡萄糖输液袋，那，我到底是谁？

　　拍了拍脑袋，推开了实验室的大门，实验室外一片寂静，静得连我赤脚走路的声音都像巨石落下，走廊里闪烁失修的灯告示着已有许久未有人到此，随着潜意识的指引离开了大楼。但令人奇异的是，昔日人群簇集的大学校园，此时却空无一人，面对这一番情景，我心里没有恐惧没有惊慌，甚至连起码的好奇心都没有，这早已不是正常人类所能抑制住的情绪波动，也让我知道了此时我的不同之处。脑海中好像有个声音去指引我去行动，我进入了左一楼最里面的教室，这是我曾经第一次进行药物试验的教室，里面陈列的都是多年来诸多教授所制作的标本，我推开了大门，一股沉灰与甲醛交织的味道扑面而来，映入眼前的是一个苍老的背影，他一动不动，脑海中的声音驱使我走到了老人的面前，根据自己作为医学生最基本的判断，他已经去世许久，此时早已蛆虫横生，身体腐烂大半，堪堪露出些许的白骨，无法辨别面目。

"滴、滴，重新启动，扫描识别人物"老人面前的一个仪器突然亮起白光。我往后退去一大步做防备状，空荡房间回响一道苍老的声音："既然你来到了这里，就说明，我们的实验并没有失败，咳咳，苏木，或者应该叫你黑洞才对吧"我面无表情，但心里其实早已明白，我不是原来本体苏木，而是一个病毒——黑洞，脑海里的那个声音只不过是我曾有的执念罢了。"还是叫你小木比较亲切吧？"听到老人的声音，我愣住了，在脑中不断地回想这个声音是谁，一个名字逐渐在脑海中清晰，是苏木的老师王林，苏木对这个王林的感觉很特殊，相比说是老师，更像是祖父一般，两人联手发表了许多引领医坛认知的论文，二人在癌症领域的研究在世界上首屈一指。

"苏木啊，凭现在的医学发展，你只能够活到 17 岁，因为你在出生时就感染上了一种特殊的疾病，超出了当时医学所能解决的范畴。这种疾病并不是像癌症还能有一丝机会去通过化疗的方式去杀死癌细胞，它更像是烙印在你的基因中，你的每个基因从生下来的那一刻就开始随着与外界的接触开始突变。你的父母也是我的学生，他们找上我，求我救你，我看着你那张可爱的小脸，怎么可能忍心不救呢，当时我跟你的父母在研究室整整待了一个月，人体有三十亿组碱基组，我们分别进行重新排列，然而一无所获。"这时机器发出了"滋滋"的声音后继续发声："偶然一次我去非洲考察的时候，在一个部落里，发现了一种远古的病毒，带回来后，发现它可以从某种程度上抑制住你的身体崩坏，并且可以使你曾经损害的器官通过干细胞进行自我修复，使你身体功能大大提升，然而却也有很多不可预料的风险，但是你已经等不了把这个病毒进一步研究完善了，你的父母义无反顾地去做了，为此他俩被调离了实验组。可喜的是，你的身体也越发稳定了，咳咳，我的时间不多了，小木啊，现在变成这样，只能怪我们这些人太盲目了，盲目到凭借人力去挑战自然，这就是自然的惩罚，'黑洞病毒'是我命名的，但是我现在想换下名字，'曙光'，我们最后的曙光，去找李云锡吧，他是这个世界上，最值得被你所信赖的人，他也在找你，咳咳，他会告诉你怎么做的，我的罪孽怕是洗不清了，这辈子，唉……"声音到此戛然而止，亮光也消失，我茫然地看着这个已经死去的老人，心里感觉空落落的，李云锡，想到这个名字，脑海中一阵阵眩晕，李云锡吗，我会去找你的。

当我在大学校园茫然地行走时，完全不会想到这个世界的剧变已经超出了我的想象。

"苏木，进化体一号，人类进化计划的重要一环，目前的状况为失踪"一个身穿西服的白人男子向一个老者汇报道。"我知道了，现在耶世大学的状况怎么样了。""耶世大学的所有人包括一部分教授也成功地被感染，消息封锁得也很成功。""好"老人站起来继续说道："那个小子呢，发现他的踪迹了吗？""……"没得到答案，老人沉思不语。

雨……还在下吗，这雨已经下了整整一夜，就算到了清晨仍然没有停息的意思，雨水透过衣服，浸湿了我的皮肤，路边的野狗也似知晓这躯壳后的真实，只敢躲在墙角注视着我。我离开了校园之后，不知道去哪里，不知道老人口中的李云锡在哪里，也不知道父母在哪里，耶世大学也已经成了过去时。随着雨滴拍落在脸上，我终于从长眠中醒来，这一觉是那么漫长，夜晚的漆黑在慢慢审视着我的灵魂，在睡梦中，时间又是那么无边无际，梦里的我又是那么真实和陌生，自从以"黑洞"的身份存活后，不，应该是"曙光"，从那以后我就开始害怕睡眠，我不知道该怎么去面对记忆中的那些人，我已经好长时间没有做过美梦了，我存在于这个世间的意义是什么，我已经知道自己现在的状态是反人类形式的存在，若是这种生存形式可以复制传播，则会是人类的末世。

我站起身，从垃圾箱里爬出来，浑身的臭气和馊水似乎让我感觉自己非常适合这个地方，走出污浊不堪的小弄堂，站在大街上，此时正是正午，街上的行人来去匆匆，没有一个人会想要停留在这一片潮湿中，我在路上慢慢地走着，连微风都毫无吝啬地冲刷着我的身体，似要把身上的脏污除去，马路两旁的店铺紧紧关闭着，把外界的嘈杂和潮湿拒绝在门外，也把我永远拒绝在这个曾属于苏木的世界之外，世界拒绝了我，拒绝像我这样的生命体，无欲无望无悲无喜的一种情感模式。

一阵水花溅起之声从身后传来，那是自行车在水面破浪前进的声音，一个穿着雨披的青年飞快地骑着车冲过来，车主打着响铃，让我让开，我向左一步，自行车飞快地冲过我的身边，轮圈激起巨大的水花，纷纷扑到我的身上。车主的表情有些慌张，我勉强地调动我的面部肌肉，按照这个世界的交流方式，做了个微笑的表情，车主并没有离开，而是静静地注视着我，好似认识我一样，我也静静地看着他，这张脸怎么那么熟悉，他的眼神开始复杂起来，不顾我身上的污秽，一把抱住了我。我并没有抗拒，他……就是我要找的李云锡吧。

"我是谁？"听闻我的话，李云锡的身体一愣，转而对我微笑道："你是苏木啊，怎么啦"我冷漠地看着他："看来苏木曾经是对你特别重要的人啊""苏木，我们先在这个房子里休息休息，明天就得启程去 G 城了，你的爸妈都在 G 城等着你呢"李云锡好似没有听到我的话自顾自地说道。"我是谁？"我问了第二遍。李云锡停下了自己的动作，看着我，眼神复杂："在我看到你的第一眼，我就知道我的苏木或许真的已经死了，要不是因为你的出现，苏木或许不会这样消失了，你又希望我怎么称呼你？怎么看待你？"李云锡抬了抬手："唉，你先休息吧"我漠然地躺在了床上，作为身上承载着无法被世人接受的治疗方式的生命体，我开始思考这是对基因进行的篡改还是对人体的进化，为什么在感染病毒后身体功能急速增进，虽然丧失了一系列的感官功能，却在智力体力方面得到飞跃，我也不知是哪部分出了问题。

次日，我们清晨出发傍晚抵达 G 城，看到了那对相互搀扶的夫妇，本应仍是身体康健的年纪却早已鬓角斑白，自是为其女儿操虑过甚的结果。二人见到我，脸上一直挂着喜悦，我却能透过他们的眸子看到里面的悲伤。我们四人先后进了屋子，落座沙发后，面面相觑的气氛尽显尴尬。苏木的父亲也就是我的父亲开口打破了沉默："我们会找到办法使你恢复正常的。"可我又该怎么回答，好？消灭此时我的意识，换回那个原本的苏木。不好？我只是一个产生意识的病毒体，又有什么资格与身份。

门外突然响起一群人的脚步声，苏木父母相视一眼，面露惊恐，我却不知为何，此时我能感知到有人在门上安了炸弹打算突破进来，苏木父母则是推着我和李云锡让我们从早已准备好的小窗逃离，二人则留在屋内，最后他们那个决绝的眼神，我便知道，他们这次是打算赴死了。我与李云锡一路小跑躲在离房子不远的一处树丛中。

只看见一群武装到牙齿的人冲进屋子，边搜边相互传递"活捉进化体 1 号"的信息，搜寻一番只找到苏木父母二人，便对二人进行了审讯，具体的内容由于过远无法听到，片刻只听见"砰砰"两声枪响，我的瞳孔骤缩，呼吸急促难以平复，这也让我再度意识到我脑中的不是苏木的残念而是她还存有意识，我们二人的意识寄生在同一副身体中，此时的我已经不受控制地冲了出去，看见倒在血泊中的苏夫妇心头传来的疼痛是苏木的感觉也是我的，暴走的我终究还是敌不过专业的武装小队，还把李云锡也拉下了水。

我们的眼睛被蒙上黑布五花大绑地扔在后备厢中，经过一夜的行程，车辆终于缓慢地停了下来，而这目的地是哪我却无从得知，黑布除去，眼前的白光让我适应了许久，当我完全睁开眼睛，饶是丧失感官障碍的我也不禁心中一沉，这是一个废弃的工厂，里面陈列着是无数个透明的玻璃小房间，每个房间中都有个人或是呆坐或是站立在角落，没有一点生气，再近一点，我和李云锡相视一下，我们都知道这是我们的同学和老师，耶世大学一夜之间人员全部消失的传闻也在此时显露了真相，我知道他们也感染了我体内一样的病毒。

这时一位西装裹身的老者款款走来，走近之后便开始了对我的打量"这就是进化者一号？也不见得有什么不同寻常啊"从他出场的那一刻，我就已经明白这其实是一场人类强行追求进化的阴谋。"作为进化派的领头人，你也不过如此吗，年老体弱，却残害性命，你也好意思称自己此举为进化？"李云锡话锋直对他。眼前这番景象我不知道该作何想法，人性初始存在则为善，而此时人类却为了进化而不惜牺牲他人作为代价换取所求，这些作为已不是人本所求，而我作为为害人类病毒的本体都未曾有过这种想法，我感觉到了苏木意识的波动，已经隐隐有压制过我夺回本体的趋势。

对于人类而言进化是时代所必需的一种更替，而当你想强制加速这个原本归属自然的过程，便会产生无法估计的结果，眼前这些宛如木头的"人"，曾经也有过欣喜、悲伤、感动，这是上天赐给人类的福祉。情感，是我无法理解的一种存在，可看着苏父苏母去世前的坦然，感受着李云锡浓烈的爱意，感受着苏木仍对这个世界存有的执着，我突然想去了解，是的，我是一个病毒，可我想去体验，想去经历。

最终我选择与苏木的本体意识结合，我不想吞没人性的"黑洞"，我想做人性的"曙光"。闭上眼睛，感受脑海中一黑一白两个光团靠近、融合。

我是"曙光"，那天我们二人的意识结合后，李云锡为了协助我逃离最终却死于那些进化派的手里，而我则躲进了当年和王林老师做课题的实验室，开始寻找使人类恢复正常的方法。经过无数次的试验后，我发现消灭病毒本体是拯救人类的唯一途径，此时外面的世界早已混乱不堪，失去人性的人群席卷着城市的每一个角落，我把那最后一管药推入我的体内，我渐渐倒了下去，门口的声响告诉我，我的行踪终于被发现了，隐隐清晨的光打在我的脸上，像极了李云锡在闭上眼睛前对我的那一抹笑。

在他们即将捉住我的时候，我的身形变成颗颗尘粒散去，掠过整个城市。

我是毒，也是渡这人间的药。

明日，即将是这人世的拂晓。

点评

病毒对人类来说，是毁灭还是救赎，现代医学正在艰难地探索。故事完整，情感丰沛，写了科技社会人类对药物的整体性思索。

（本篇荣获业余组三等奖）

循环

吴宸羽
昆明医科大学

　　伊月醒来的时候，脑海里一片空白，记忆断断续续。

　　她发现自己悬浮在一个巨大的光球中，外面是一群不认识的人，那个与她对视的女孩眸中细碎的光给她留下了深刻的印象。

　　外面的人好像在讨论什么，但是伊月完全听不见，只能看见他们在手舞足蹈地比画着什么。光球里缓慢地升起轻柔薄雾，意识在一片混沌中重新陷入沉睡。

　　"H192 能听见吗？你好？"伊月努力睁开眼，眼前的人又开始向她挥手。

　　"能看见我吗？"伊月眨眨眼示意自己可以看见。

　　接下来又配合了一系列检查后，女孩打开通信设备汇报结果"H192 身体机能一切正常，声带略有损伤，训练后可恢复，完毕。"

　　她回过头露出放松的笑容。

　　"沉睡很久了不习惯吧，我是白朗，从今天起是你的专属医生兼生活助理，我们以后就要一起生活了~"

伊月仔细打量眼前的人，剔透的红色双眸和柔顺的浅色长发搭配起来十分引人注目。她伸手触摸自己的头发，仅仅及耳。

大概是注意到了这一细节，白朗贴心地解释了由于观察需要，给她做了短发处理，并表示很快可以留长。“对了，不能总叫你编号吧，还记得名字吗？”

“伊……月……？”大概是真的很久没说话了，声音断断续续且沙哑。伊月回忆后缓慢在空中写下自己的名字。

“好的伊月，那我先给你讲一讲你的一些情况和目前居住的星球吧。”

“根据资料记载，自你沉睡至今已经过去了 362 年了，最初居住的母星人口过多，这颗星球是灵星，以药物资源为主，母星药物不足就会来这边取用，我们也会定期向母星运送药品。当时冻龄技术不够成熟，且资源有限，留下且存活至今的人不多，不过万一你的家人也在呢。当年那场灾难中死亡的人数……算了过去的事就不提了。”白朗意识到自己说远了露出歉意的笑。

“灵星是在母星人口暴增引发灾难后被发现的，之后被发现很适合药物研发及医疗资源的发展。这里的药物包括延缓衰老的，改变外貌的，修复伤口的，治疗高风险疾病的……各种各样的药，应有尽有，并且因为资源丰富，价格也低，算是大家都能用吧。不过目前灵星无法接纳母星过多人口，除了大批科研人员，就只剩一些试药者以及部分你这样的‘恢复者’。我们的技术目前还在改进中，一些由于沉睡时间过长产生的特殊反应还没有一一排除，像你这样健康的算是少见！目前的药物可以很大程度上改善人的体能以及排除毒素，你需要适应一段时间，看身体机能有没有什么变化。”

"我带你先熟悉一下这里吧。"

伊月把手伸向白朗，准备去了解这个新住所。

白朗小心地扶着她，以防因身体太久没动而僵硬。出门乘上浮船，才终于轻松起来。

屋外的景象再次颠覆了伊月的认知，随处可见药物的身影，巨大的树矗立在空地上，细看竟发现它结出了一粒粒药，成形的药都是独立包装。白朗驾驶浮船靠近"树"解释，这是机械合成并仿制树木的光合作用，配合包装机械独立塑封，随用随取方便节约，不会放太久不用而过期。近看甚至能看见树叶的仿真叶脉。再往前，这样的"树"果然随处可见，生产的药物功效也都在"树干"上标出。

有各种颜色的固体小颗粒，也有一些形状各异的药丸，针剂倒是十分少见，大概是吃药已经可以解决大多数问题了。白朗打开船窗摘了一颗缓解声带干涩的颗粒递过去。伊月小心翼翼拆开包装，药物是一个小草莓的形状，放入口中不需要水吞服，化在舌上有一丝清凉，凉意渐渐游走至咽喉，然后停住，一会儿嗓子已经不那么难受了。"咳……白……郎"，伊月试着发声，声音真的没有那么沙哑了。

随着制药技术的发展与药物功能的多样化，灵星药物的发展已经不满足于医疗，它们在外观、气味和味道上都有很大的差异，可根据用药群体的不同再生产出合适的药物，也能根据需要相应调整。解决了各种副作用和工艺流程后，药物能立刻制成，且安全有效。

随后回到研究所，白朗带着伊月参观了一些公开研究。"你看到那个可爱的姑娘了吗？她其实一百多岁了！"她俏皮地眨了眨眼睛压低声音小声说道。伊月顺着那个方向看去，果然有一个看起来十分年轻的女子。往回走的路上，白朗介绍了这个延缓衰老的药物，由于延年益寿药品之前的大量上市，更显年轻活力已经成为大众的迫切需求，于是这个药物就出现了，它的研究已经初现成果，目前可以使皮肤状态稳定在一个年轻状态，但是时限不长，要定期服用药物。"那……你……多……大了？"伊月比画着问出问题。看着伊月认真的目光，白朗有些哭笑不得"不告诉你，但肯定没有那么大哟。"

接下来一段时间，伊月的状态一直很好，随着声带恢复，声音也变得悦耳了，短发也一天天变长，虽然记忆方面还没有完全恢复，但是认识了新伙伴也不错。白朗在药物研究方面天赋很高，康复治疗方面也很厉害，伊月的健康状况也都是她在负责。

很快伊月便适应了这里的生活，吃药不会再有担忧，既能治病又能提高自身免疫，改善身体状况。熟悉了这里的药物生产后，好奇心渐渐淡去，灵星的生活似乎平静到过于无趣。除了白朗，伊月也认识了很多"同类人"，当然不是每个人都像她那么幸运，醒过来的人好像多多少少都有一些缺陷。

经过白朗的允许，伊月在一些时间段也可以进入保护仓中寻找自己的亲人，虽然记忆很模糊，但是她相信见到了还是能够想起来。光球中有不同的人，小孩子，青年人，也有少部分老年人，他们都安静地闭着眼，表情恬淡，仿佛陷入了一场美梦，然而所有面孔都无法唤起脑海中深藏的记忆。

直到有一天，一个陌生男子造访了这个星球。

他出现得十分突然，星球管理处没有记录任何入境信息，他就这样突兀地出现了。"快跑，他们知道你醒了！不要相信他们中任何人，包括我！"这是他找到伊月后的第一句话，也是唯一一句话。随后陌生男子留下一颗药丸便消失了。伊月看着手中的药，突然有些不知所措，要不是它存在，真怀疑是一场梦。

白朗知道后做了药物分析，发现是很普通的药，甚至还存在副作用，这是现在的技术绝对不会有的问题。"看来不是灵星生产的。"白朗严肃的模样让伊月有了一些不好的预感。但是很快她又像没事发生一样，伊月也不知道怎么回事。

随后几天，伊月感觉研究所的氛围好像不太一样，每次问白朗她都是欲言又止，敷衍过去。然而伊月迷茫的时间不多，真相很快就来了。

那是一个明媚的午后，几个陌生人找到了她，并说是她的家人的后代，要她窃取灵星的药物技术，并获得配方，最好能直接夺走灵星，以便获取资源。伊月望着有几分相似的眉眼，脑中不断搜索家人的回忆，被白朗的一声叫喊带回了现实"月月想什么呢？"

"啊？没有……你说……我的家人还在吗？他们会有后代吗？"

"他们要是也陷入沉睡哪来的后人？要是当年没躲过，那就更……"察觉到自己的失言，白朗迅速截断话语"怎么突然想起问这个了？"

沉浸在刚刚的事情中，伊月并没有感觉出异常。"就有点好奇。"想了想伊月还是没有说出那几个人的到来。

聊了一会儿，白朗被同事叫走了，身后似乎有响动，伊月回头，看到了四个人，其中一个看着就是上次的男子。"考虑得怎么样了？"一位中年妇女先开口。"我看从那个女的下手就不错。"

"不，我拒绝。"想起白朗对自己的关心，伊月果断拒绝了他们。就算对灵星没有感情，白朗对自己的关心也不能忘了呀。

"你和我们有相同的血脉，当然要站在我们这边！"那名女子神情激动。

"不，我不信你们。"说这话的时候，伊月看向那个男子，但是他表情冷淡，仿佛送药的不是他。

他们似乎还想说什么，交谈声近了，他们很快便离开了。"你在跟谁说话吗？"白朗推门进来。身后还有一个女孩。

"啊？你可能听错了吧，就我一个人。"伊月下意识隐瞒。

"大概吧。对了，这是新来的伙伴——顾屿，让我带一段时间。"

"你好。"伊月微微点头顺便打量了对方：唔，她在看我，是不是听见了什么？伊月不太确定。

"你好，听说 H192 恢复最成功，我想来看看，打扰了。"顾屿谦逊有礼，那个眼神犀利的人一下就消失了。

"不打扰，不打扰。"伊月一边客套一边再次打量他，直到眼神相碰才有些尴尬地转过头。回答了几个问题后，顾屿先离开。

"怎么一直盯着人家看？"白朗皱了皱眉。

"这么……明显吗？"伊月心虚地摸了摸鼻子，开始转移话题"一会儿去哪里呀？"

白朗看出她有事隐瞒，也不再继续，配合地转移了话题。

最近几天，那四个人总会出现，并解释由于药物不足才会出此下策，只是想学一点技术，第一次是误会。伊月尽管一再拒绝还是被纠缠，她变得不愿意独处，总拉着白朗。

其间顾屿出现过一次。"你最好想清楚自己在做什么。"

最近伊月过于反常，白朗看不下去了，决定"严刑逼问"。伊月最初支支吾吾不肯说，后来还是和盘托出。

白朗越听眉头皱得越紧。"还好你没答应。看来是瞒不下去了。"

原来300多年前，母星人口暴涨，当时一个显赫家族带着部分人花了大额资金找到一颗星球移居，并拒绝了其他人的入住，除非支付高额的居住费用。他们的二家主反对这种行为，但是改变不了家主的决定，就选择了脱离家族。他们霸占资源的行为引发了很多人的不满，有人公开挑衅后失去性命。这成为导火线，死得人越多，空间就越大，人们开始互相攻击，人性暴露无遗。局面变得失控，人员死伤惨重。派出去勘探的人员回来时，母星已经历了一场大战，而挑起事端的家族却销声匿迹，与追随者移民。医疗人员找到了生命特征明显的人反复挑选，将他们进行冻龄处理。当然也有人花高价保留下一些人。

"那个家族……？"

"没错……我想你也猜到了。"

伊月眼神有些呆滞，这个真相与记忆中的片段慢慢拼凑，她仿佛看到了刀落下时父母亲扑过来的身影。那么血腥而又绝望的记忆，真希望是假的。"为什么……为什么要救我。"伊月捂住脸，眼泪一滴滴滑落。

白朗欲安慰她，又不知如何开口，最终叹了口气轻轻伸手揽住她。

伊氏家族的人得知伊月恢复记忆也不再试图说服她，采取了更直接的方式。

这一天来得没有太晚，伊氏家族在药物方面不足，但是在武器方面却很突出。灵星药物再多医疗再强也挡不住凶猛的进攻。最后的防守被攻破了，反抗的人一个个被击杀，晚霞铺满天空的时候，地面也淌满了鲜血，干涸的血迹又很快被润湿。

"没出息的人生出来的女儿果然也没出息。"陌生男子语气嘲讽。

"爸爸妈妈不是你们这样的败类可以侮辱的。"他果然不是那个给我送药的人。

"呵。"子弹划破气流的声音响起，伊月闭上了眼睛，要不就这样去找爸妈吧。伊月有些累了。

"快走！"预料中的疼痛没有出现，"叮"是子弹被弹开的声音。

伊月睁开眼，是顾屿和白朗！

"白朗你带她走！"伊月还没有反应过来，就被白朗拉走了。

没跑多远，似乎有脚步声。"哈哈你们还能跑多远。"被击中前，白朗迅速推开了伊月。

"留下她吧，看她一个人能怎样。灵星也不过如此。"那群人纷纷离开，不忘嘲讽满身狼狈的伊月。

"白朗你看这个药可以吗？"伊月的声音带上了哭腔。

"别试了，没用的，让我好好看看你。"白朗躺在伊月怀里，轻抚她的脸庞，红眸中的光一如初见，那么耀眼。

尘埃落定，伊月呆呆地跪坐在地上，眼中蓄满泪水不停滚落，及腰的长发上沾满了血迹。"不怪你，不要自责，照顾……"脸上的手渐渐滑下去，怀中人眼中的亮光渐渐暗淡，最后她还是闭上了眼。她们周围散落着无数药品，这一次，却没有任何一种可以救活怀中开始冰冷的人。

"为什么没有死而复生的药？"伊月眼中只剩下绝望。"不要又留我一个人……一定有一种药可以复活你对不对？"

伊月抱起白朗吃力地站起来，步伐虽然摇晃，但每一步都十分坚定。"下一次换我看你睁眼好不好。"

她们的身影在余晖下被拉出很长很长，重叠的影子仿佛永远不会分开。

点 评

想象奇幻，人物富于个性，主题在情节发展中得到升华。

（本篇荣获业余组三等奖）